Michael Hüll

Die Anti-Depressions-Strategie im Alter

von Bärbel Balzer

Das Buch

Nervosität, Schlafstörungen und körperliche Beschwerden – Depressionen im Alter haben häufig ein ganz anderes Gesicht, als wir es uns vorstellen. Die Krankheit wirkt an der Schnittstelle zwischen Seelischem und Körperlichem und kann eine Vielzahl von Symptomen haben. So fällt auch die Diagnose nicht leicht, und viele alte Menschen leiden jahrelang massiv unter der Krankheit. Dabei ist eine Behandlung möglich – je frühzeitiger, umso effektiver! Vor diesem Hintergrund gibt Michael Hüll, der Leiter des Freiburger Zentrums für Geriatrie und Gerontologie, lebensnahe und fachkundige Tipps, um eine Altersdepression früh zu erkennen. Betroffene und ihre Angehörigen können sich über sinnvolle Maßnahmen zur Hilfe und Selbsthilfe informieren. Auch praktische Anleitungen, wie ein 12-Punkte-Präventionsprogramm und ein Selbsttest werden zur Verfügung gestellt.

Der Autor

Michael Hüll, Prof. Dr., ist ärztlicher Leiter des Zentrums für Geriatrie und Gerontologie des Universitätsklinikums Freiburg und ausgewiesener Fachmann für das Thema Altersdepression.

Michael Hüll

Die Anti-Depressions-Strategie im Alter

HERDER

FREIBURG · BASEL · WIEN

HERDER spektrum Band 6593

MIX
Papier aus verantwortungsvollen Quellen
FSC® C083411

Titel der Originalausgabe: Die Anti-Depressions-Strategie im Alter

ISBN 978-3-451-61005-9

www.herder.de

Umschlagkonzeption: Agentur R·M·E Roland Eschlbeck
Umschlaggestaltung: Verlag Herder
Umschlagmotiv: © Michael A. Keller/Mauritius Images

Satz: de·te·pe, Aalen
Herstellung: Clausen & Bosse, Leck

Printed in Germany

ISBN 978-3-451-06593-4

Inhalt

Einführung

Noch nie war die Lebenserwartung eines Menschen so hoch wie heute. Im 60. Lebensjahr können wir mit weiteren 25 Lebensjahren rechnen, und mit 85 Jahren stehen uns im Durchschnitt noch fünf weitere Jahre zu. Noch nie standen älteren Menschen so viele materielle Werte zur Verfügung. Statistisch gesehen bewohnt jeder dritte Ältere seine eigene Immobilie und besitzt finanzielle Rücklagen.

Trotzdem entsteht der Eindruck, dass mit dem Älterwerden die Menschen in unserer Gesellschaft depressiver werden. Midlife-Crisis um das 30. Lebensjahr (heute eher Krise des ersten Lebensdrittels), Burnout mit 50, Berentungskrise um das 63. Lebensjahr, Altersdepression mit 70. Ist das Älterwerden nicht eine Abfolge von immer schlechter zu meisternden Krisen? Sind nicht zu Recht die meisten im Alter niedergeschlagen? Und wenn es mich oder meine Angehörigen trifft – war es nicht zu erwarten? Und auch: Was kommt da bloß auf mich zu?

Vorurteile haben den Nachteil, die Wahrnehmung so zu verändern, dass sich die Hüter der Vorurteile immer wieder bestätigt sehen. Die Wahrheit ist: Menschen im 70. Lebensjahr haben weniger Depressionen als 40-Jährige und beschäftigen sich gedanklich weniger mit dem Tod als 17-Jährige. Im Alter ist die Depression nicht häufiger als zur Lebensmitte – doch dies »nicht häufiger« bedeutet leider nicht selten: Denn zwischen 10 und 20 Prozent der Menschen leiden unter depressiven Symptomen und die Seelenfinsternis trifft damit fast jeden Fünften.

Depression ist keine zwangsläufige Folge des Alterns, und sie kann im Alter genauso erfolgreich wie in anderen Lebensabschnitten überwunden werden. Depressionen und besonders Altersdepressionen sind aber oft versteckte Erkrankungen.

Über das Altern nachzudenken zwingt jeden dazu, das Leben in Altersabschnitte einzuteilen und seine eigene derzeitige Lebensphase dazu in Beziehung zu setzen. Gemäß den gängigen Einteilungen von Kindheit, Jugend, Erwachsenzeit und Alter beginnt das Alter um das 60. Lebensjahr herum. Sich aufgrund einer erfreulichen Gesundheit selber über sein eigenes Alter hinwegzutäuschen ist eine Reduktion des Wesens des Alterns auf die reine Biologie.

Als einer der wenigen Psychiater und Psychotherapeuten, die sich intensiv mit Menschen jenseits des 60. Lebensjahres befassen, erlebe ich die unterschiedlichsten Menschen: Das Alter ist bunter, als viele Vorurteile meinen. Damit kann ich, glaube ich, einiges zur Altersdepression sagen, ohne selber diese Altersgrenze überschritten zu haben. Vielleicht sind Sie, liebe Leserin und lieber Leser, über 60 und finden manches nicht zutreffend. Oder Sie haben beim Lesen jemanden im Sinn, bei dem Sie sich die beschriebenen positiven Änderungen nicht vorstellen können. Dann denken Sie bitte daran, dass wir uns als Menschen jeden Tag verändern – dabei altern wir zwar, aber wir können auch die Depression überwinden.

Der Mensch ist ein erstaunliches Wesen und zu den exaktesten Aussagen und Beschreibungen der kleinsten Teilchen und der größten Himmelskörper in der Lage. Nur gerade in der mittleren Größe, beim Menschen selber, werden unsere Aussagen unschärfer, vielleicht sind wir auch einfach nur zu nah dran. Viele Aussagen zum menschlichen Verhalten sind vage und kreisend und können nur aus unterschiedlichen Perspektiven Teilaspekte erklären. Absoluten Aussagen zum Wesen des Menschen bringen wir zu Recht ein gesundes Misstrauen entgegen. Die Seelenfinsternis am Lebensabend werde ich im folgenden ersten Teil von drei Seiten her angehen:

1. Depression als Krankheit: die biologische Seite
2. Depression als Krise: die psychologisch-biografische Seite
3. Depression als Teilhabestörung: arm, allein, abgeschrieben

Diese Blickrichtungen finden sich heute auch wieder in dem bio-psycho-sozialen Modell zur seelischen Gesundheit. Damit sind keine absoluten Wahrheiten über die konkrete Depression in einer individuellen Lebenssituation verbunden. Im Gegensatz zu Zuckerkrankheiten oder einem Bluthochdruck sind die Krankheitsverläufe einer Depression deutlich vielfältiger, was die Erkrankung aus Sicht der Behandlung auch zu einer anspruchsvollen Herausforderung macht. Die vorgestellten Perspektiven können den Blick für verschiedenste Faktoren, die zur Gesundung und zum Gesundbleiben beitragen, schärfen.

Anschließend, im zweiten Teil, wende ich mich konkreten Fragen zu: Besser noch als eine Depression zu überwinden ist, seine seelische Gesundheit auch nach dem Arbeitsleben und der Familienphase zu erhalten.

Deshalb werde ich Hinweise und Anregungen geben, die Ihnen helfen, aus der Gesundheit heraus für das Gesundbleiben zu sorgen. Anschließend finden Sie Antworten auf die Fragen, die mir Betroffene oder Angehörige von Betroffenen häufig stellen. Dazu habe ich einige Ratschläge für Sie zusammengestellt für den Fall, dass Sie bei sich selber oder bei einem Angehörigen depressive Phasen kennen.

Bei schweren depressiven Symptomen ist aber der Selbsthilfe und auch der Hilfe durch Angehörige eine Grenze gesetzt: Ab dieser ist ärztliche Hilfe notwendig. Deshalb sind in diesem Abschnitt auch die verschiedenen Therapiemöglichkeiten kurz dargestellt. Es kommt dabei allerdings am stärksten darauf an, dass Sie sich überhaupt für eine Unterstützung entscheiden. Welche Therapieform Sie annehmen, ist dagegen erst zweitrangig.

Ob Sie dieses Buch in Hinblick auf sich selbst oder aus Sorge um einen Ihnen nahestehenden Menschen lesen, behalten Sie dabei im Sinn: Wir können Depressionen überwinden.

Ich wünsche Ihnen eine gute – eine hilfreiche und ermutigende – Lektüre.

Ihr Michael Hüll

Was jeder über Depressionen wissen sollte

Depression im Alter hat viele Facetten, wie es auch die drei folgenden Fallbeispiele zeigen. Jeder von uns erkennt sie, wenn wir genau in uns oder um uns schauen.

Diese Beispiele sollen das Auge schärfen und helfen, eine erhöhte Aufmerksamkeit für die vielen kleinen Zeichen einer drohenden oder bestehenden Depression zu entwickeln. Dabei kann sich diese Aufmerksamkeit sowohl auf uns selber als auch auf Angehörige und Freunde beziehen. Die Beispiele sollen auch zeigen, wie vielfältig eine Depression in ihrem Erscheinungsbild sein kann. Sie werden im weiteren Verlauf des Buches nochmals aufgegriffen und unter verschiedenen Blickwinkeln analysiert. Auch die weitere Entwicklung der drei Fälle wird dabei noch einmal dargestellt. Bei der Beschreibung wurden diese Beispiele aus der Praxis nur insoweit hinsichtlich Name oder eindeutiger Umstände verändert, wie es die Wahrung der Anonymität der Personen erforderte.

Drei kurze Geschichten von eigentlich nicht depressiven Menschen

Klara S.: »Ich bin nichts Besonderes«

Bereits im 60. Lebensjahr verwitwet, hatte Klara S. zum 70. Geburtstag diesen Zustand als natürlich akzeptiert. Mittlerweile waren auch viele ihrer Freundinnen alleinstehend. Nach Klara S. Angaben sorgen Kontakte in der Seniorengymnastik und der Nachbarschaft für regelmäßige Unterhaltung, die einzige Tochter lebt 600 Kilometer entfernt und Geld für häufige Reisen habe sie nicht. Sie habe ihre Mutter nach einem Schlaganfall in ihrer 2-Zimmer-Wohnung bis zum Tode gepflegt. Sie sei ein positiv denkender Mensch. Ihre Eltern hätten sich stark um sie gekümmert, besonders nachdem ihre große Schwester früh an einem Hirntumor verstarb. Um bei ihrer Familie bleiben zu können, habe sie in der Nähe ihres Elternhauses eine Lehrstelle als Schneiderin gesucht. Den Beruf übte sie bis zur Geburt ihrer einzigen Tochter aus. Man müsse die Zeit, die man mit den Kindern hat, ja genießen. In letzter Zeit sei sie sehr nervös. Sie habe Kopfschmerzen, Schwindel, Übelkeit und Schlafstörungen. Eine Röntgenuntersuchung des Kopfes und eine Magen-Darm-Spiegelung und wiederholte Blutuntersuchungen seien unauffällig gewesen. Sie nehme jetzt verschiedene Medikamente. Ihre Tochter sei manchmal genervt wegen ihrer vielen Anrufe, aber sie mache sich große Sorgen um sie, da sie doch so oft mit dem Auto unterwegs sei. Bei jedem Klingeln des Telefons erschrecke sie, da sie befürchte, jemand würde ihr einen Unfall ihrer Tochter mitteilen. Das Leben sei ja so gefährlich. Sie wünsche sich auf jeden Fall, vor ihrer Tochter zu sterben, anders herum würde sie es nicht aushalten können. Außer zu Arztbesuchen gehe sie eigentlich gar nicht mehr aus dem Haus. Überall wird in ihrem Umfeld nur von Krankheiten geredet. Sie grübele den ganzen Tag, dass ihrer Tochter hoffentlich nichts passiere. Die Arztbesuche hätten ihr bisher nichts gebracht. Sie klage zwar über dieses flaue Gefühl im Magen und den Schwindel, aber alle Untersuchungen seien normal. Gelegentlich zittere Sie am ganzen Körper und habe das Gefühl, keine Luft mehr zu bekommen. Einmal habe ein Notarzt ihr eine Tablette gegeben – das habe ihr gut getan. Jetzt nehme sie das Beruhigungsmittel gelegentlich. Sie habe es immer bei sich. Alle sagen, dass sie doch körperlich fit sei. Sie müsse aber immer über den Tod nachgrübeln. Manchmal wünsche sie, er käme doch rasch über Nacht. Ihre gute Freundin ist ganz irritiert von ihrem beständigen Reden über den Tod. Früher sei sie ein positiver Mensch gewesen.

Peter K.: »Im Alter kommt halt alles zusammen«

Depressionen sind etwas für Weichlinge – diesen Satz würde Peter K. auch heute noch fast unterschreiben. Im Krieg geboren, von der Mutter als Kriegswitwe mit zwei Geschwistern aufgezogen, Ausbildung als Fliesenleger, Selfmademan mit kleinem Handwerksunternehmen. Nach einer kurzen gescheiterten ersten Ehe, seine damalige Frau habe ihn mit einem Besatzungssoldaten verlassen, sei er jetzt seit 40 Jahren verheiratet. Seine zwei Kinder aus dieser Ehe habe er wegen der Arbeit nie viel gesehen – und dann seien sie auch schon aus dem Haus gewesen. Er habe ein Enkelkind von der Tochter, sein Sohn arbeite im internationalen Management und fliege durch die ganze Welt – der habe keine Zeit für Familie. Eigentlich gehe es ihm gut. Er lebe in einem großen, halb leeren Einfamilienhaus 10 Kilometer vor der Stadt, finanziell habe er keine Sorgen.

Aber dann kam mit 70 Jahren überraschend das Alter …

Aus der Sicht von Peter K. fing alles mit den Knien vor elf Jahren an. Damals habe er zunehmend Beschwerden von Seiten der Arthrose beider Knie, eine Berufsfolge, entwickelt. Früher sei er gerne gewandert, jetzt habe er nach wenigen Kilometern Schmerzen. Es geht nicht mehr. Mit seinen Wanderfreunden habe er keinen Kontakt mehr, was wollen die mit einem Krüppel? Wegen eines Augenleidens sehe er schlecht. Sein Arzt habe ihm vom Autofahren abgeraten. Jetzt fahre er nur noch bei Tag oder wenn seine Frau neben ihm sitzt. Sie habe zwar den Führerschein, sei aber seit der Heirat nicht mehr gefahren. Das habe er damals übernommen.

Oft wolle er nicht mehr Älterwerden. Älterwerden ist Mist. Auch habe er Angst wegen der zunehmenden Sehstörung. Neuerdings träume er lebhaft und schrecke schweißnass um 4 Uhr morgens aus dem Schlaf. Das Essen würde ihn nicht mehr interessieren, was seine Kinder ihm an aktuellen Ereignissen aus ihrem Leben berichten, vergesse er sofort wieder.

In Wirklichkeit habe er alles falsch gemacht. Auch sein Sohn mache jetzt alles falsch, er sollte lieber nach einer Ehefrau schauen als von Besprechung zu Besprechung zu fliegen. Aber daran ist bestimmt nur seine verkorkste Erziehung schuld. »Werd erst mal was« und »Binde dich nicht zu früh« seien seine Botschaften an die Kinder gewesen. Dies sei seine Lehre aus der ersten Ehe gewesen. Auch an deren Scheitern sei er Schuld. Er wisse gar nicht, warum er jetzt so häufig darüber grübeln müsse, nachdem er fast 40 Jahre nicht daran gedacht habe. Seine Ehefrau sei ganz betrübt, wenn sie ihn jetzt so sehe. Mehr Krüppel als der Mann, den sie geheiratet habe. Sie wäre besser dran, wenn sie sich nicht um das Häufchen Elend sorgen müsse, dass er jetzt sei. Er komme seit einem Jahr gar nicht mehr aus seinem Haus heraus. Depressionen sind etwas für Weichlinge – eigentlich.

Gotthilf R.: Verurteilt und nicht krank

Gotthilf R. liegt neben einer Sitzwache, die ihn nicht aus den Augen lässt, in einem Krankenbett. Nicht das Krankenhaus sondern das Gefängnis wäre der richtige Ort für ihn, eröffnet er das Gespräch. Er habe nach dem Krieg mit dem Schwarzmarkt Geschäfte gemacht. Bei seiner letzten Steuererklärung sei jetzt eine Rückfrage gekommen. Tag und Nacht grübele er über Details seiner damaligen Geschäfte. Er wolle eine ausführliche Selbstanzeige für die Jahre 1945 bis 1948 entwerfen. Wahrscheinlich werde er wegen der schweren Verfehlungen dann auch seine Pensionsansprüche als Richter verlieren. Vielleicht sollte er sich auch vorher selber richten, auch wegen der Schande für seine Familie. In letzter Zeit rieche er auch häufiger Rauch oder Fäulnis. Eigentlich sei er nur von seinen Angehörigen ins Krankenhaus gebracht worden, weil er 20 Kilo abgenommen habe. Wann bringen Sie mich denn von hier ins Gefängnis?

An der Schnittstelle zwischen Leib und Seele

Wer sich den Herausforderungen seines gegenwärtigen Lebens gewachsen fühlt, nicht beständig über die Vergangenheit grübelt und der Zukunft gelassen entgegensieht, der ist nicht depressiv. Zum Glück verbringen die meisten Menschen ihr Leben zum großen Teil in diesem Zustand. Aber fast jeder Fünfte bis Zehnte muss sich für mehrere Monate bis Jahre durch eine Lebensphase kämpfen, in der eine Depression diesen Zustand aufhebt.

Die meisten Menschen durchleben eine erste depressive Episode vor dem 40. Lebensjahr. Ein erstmaliges Auftreten ist aber auch nach dem 60. Lebensjahr möglich. Gerade eine erste Depressionsphase in diesem Alter kann zu einer schweren Krise werden und eine Behandlung erfordern. Erstmalig nach dem 60. Lebensjahr betroffene Menschen und ihre Angehörigen haben große Schwierigkeiten, die verschiedenen Symptome der Depression einzuordnen. Oft werden diese Veränderungen längere Zeit auch als Hinweise auf andere körperliche Erkrankungen oder als ein altersgemäßer Rückzug gewertet.

Die Depression trifft genau die Schnittstelle zwischen Leib und Seele. Zum besseren Verständnis, was alles mit einer Depression einhergehen kann, dient die folgende Aufzählung:

Schlafstörungen

Ein- und Durchschlafstörungen finden sich regelhaft bei Depressionen. Besonders charakteristisch ist das morgendliche Früherwachen, meist verbunden mit einer ängstlichen Grundstimmung bezüglich des kommenden Tages. Aber auch Einschlafstörungen oder häufiges Kurzzeiterwachen sind typisch. Diese Symptome können im Sinne einer altersbedingten Schlafabnahme falsch gedeutet werden.

Appetitverlust

Der Verlust des Interesses am Essen und ein nachfolgender Gewichtsverlust sind ein klassisches Zeichen, dass eine Krankheit vorliegt. In jedem Lebensalter gibt es dazu eine Liste unterschiedlicher möglicher Erkrankungen. Diese Liste wird im Alter länger. Bei der Depression ist der Gewichtsverlust bei kontrolliertem Essen – das bedeutet, dass der Betroffene trotz Appetitverlust aus Vernunftgründen in Gesellschaft isst – überwindbar. Sich zum Essen zu zwingen ist aber keine dauerhafte Lösung.

Verlust des Interesses und des Antriebs

Antriebslosigkeit ist ebenfalls ein klassisches Krankheitszeichen, bei einer Altersdepression kann es sogar das vorherrschende Symptom sein. Neuigkeiten von der eigenen Familie und Tagesnachrichten werden nicht mehr verfolgt, zuvor gern ausgeführte Beschäftigungen ruhen, körperliche Bewegung wird reduziert, Begegnungen mit anderen werden vermieden. Dies kann bis zu einem vollständigen Rückzug ins Bett bei gleichzeitiger Vernachlässigung der Körperpflege führen. Gelegentlich kann dieses Verhalten durch eine Aktivierung von außen durchbrochen werden. Eine äußere Auforderung zum Aufstehen und Essen wirkt aber meist nur kurzfristig, eine Therapie muss auf ein Wiedererstehen des eigenen Antriebs setzen.

Konzentrations- und Gedächtnisstörungen

Störungen in der Ablaufplanung sind bei Depressionen häufig. Dies macht sich beim gleichzeitigen Durchführen mehrerer Tätigkeiten besonders bemerkbar. So können mehrere Herdplatten kaum parallel genutzt werden, sind neue Fernbedienungen, Computer oder komplexere Geräte nur schwer bedienbar und Aufgaben mit schnellem Reaktionswechsel, zum Beispiel Kartenspielen, mit häufigen Fehlern behaftet. Auch die automatische Erinnerung an geplante oder regelmäßige Aufgaben, zum Beispiel Müll herausstellen zur Leerung, Butter einkaufen etc., ist reduziert. Während im jüngeren Lebensalter dies oft als »Schusseligkeit« abgetan wird, werden diese Symptome im späteren Lebensalter oft als Zeichen einer beginnenden Demenz fehlgedeutet.

Kopf-, Bauch- und Gliederschmerzen

Wo sonst als in unserem Körper sollen wir Schmerzen empfinden? Der Ausdruck Seelenschmerz ist in unserer Zeit nicht mehr gebräuchlich. Depressionen können aber Schmerzen erzeugen, die keiner gebräuchlichen Abgrenzung auf einzelne körperliche Schmerzeinheiten folgen. Redensarten wie »Das macht mir Kopfschmerzen« oder »Das schlägt mir auf den Magen« können auch mögliche Auswirkungen von Depressionen auf die Körperwahrnehmung beschreiben.

Zusätzlich sorgt die Depression für häufiger auftretende Erinnerungen negativer Erfahrungen. Versuchen Sie mal, sich an Ihren unangenehmsten Zahnarztbesuch zu erinnern. Die strahlende Lampe, das Geräusch des Bohrers, die Anstrengung, den Mund offen zu halten. Spüren Sie jetzt diese Missempfindung im Kiefer? So wie die Depression das Erinnern und Empfinden von Schmerzen verstärken kann, können positive Emotionen das Schmerzempfinden mindern. So kommt es, dass trotz aller Widrigkeiten die zu engen, aber schönen Schuhe für die Dauer einer Feier toleriert werden.

Häufiger als dass Schmerzen aus einer Depression heraus entstehen kommt es vor, dass vorher bestehende Schmerzen in depressiver Verfassung verstärkt wahrgenommen werden. Menschen mit einer Depression erleben eine wesentliche Zunahme ihrer Schmerzempfindung. Deshalb sind die meisten Schmerztherapien bei einem depressiven Menschen zum Scheitern verurteilt, wenn nicht auch eine Depressionstherapie stattfindet. Die Frage, ob Schmerz oder Depression Henne oder Ei sind, ist für die Therapie belanglos. Die Beziehung zwischen Schmerzwahrnehmung und Stimmung sind wechselseitiger Natur. So sorgen chronische Schmerzen verständlicherweise für eine gedrückte Stimmung, aber eine gedrückte Stimmung verstärkt auch wieder die Schmerzwahrnehmung.

Entscheidungsschwierigkeiten

Über das erhebliche Ausmaß der Konzentrations- und Antriebsstörung hinaus besteht bei Menschen mit einer Depression eine hochgradige Unentschlossenheit und Wankelmütigkeit. Hierbei geht es nicht um große Fragen wie einen Umzug oder eine Anschaffung im Wert von vielen tausend Euro. Die Unentschlossenheit zeigt sich bereits bei der Auswahl einer Zahnpasta, der Frage, ob ein Telefonanruf erfolgen oder eine Tablette eingenommen werden soll. Hierbei bleibt oft unklar, welche mehr oder weniger dramatischen Befürchtungen mit der jeweiligen Entscheidung verbunden werden. Und der Zeitaufwand des Überlegens erscheint in Bezug auf die Bedeutung der Entscheidung vollkommen unverhältnismäßig. Diese hochgradige Wankelmütigkeit kann aber durch eine klare Einstellung anderer umgebender Menschen beeinflusst werden. Ist die Umgebung auch unentschlossen, kann aufgrund der Ambivalenz oft nicht einmal ein klitzekleiner Schritt gegangen werden.

Zeitwahrnehmung, Verlangsamung,
Gefühl des Unwirklichen und der Fadheit

Eine typische Schilderung von Menschen mit einer Depression betrifft eine veränderte Zeitwahrnehmung. So können Stunden des Alleinseins oft wie Tage empfunden werden. Gleichzeitig bewegen sich Menschen mit einer Depression oft wie in Zeitlupe. Viele positive Begebenheiten erscheinen ihnen leicht unwirklich, grau oder verfremdet. Das Essen kann wie Pappe schmecken, Musik dumpf klingen. Der ganze Tag ist grau.

Negative Selbstsicht

»Mach es wie die Sonnenuhr, zähl die guten Stunden nur.« Nach dieser Lebensweisheit verfährt unser autobiografisches Gedächtnis beim Abrufen von Erinnerungen in gesunden Stunden. Deshalb fallen uns häufig positive Begebenheiten aus der Vergangenheit ein. Darum war die alte Zeit oft gut, obwohl wir natürlich genau wissen, warum wir nicht in die gute alte Zeit zurück wollen. Der Effekt, dass wir uns spontan in guten Zeiten hauptsächlich an positive Ereignisse aus der Vergangenheit erinnern, ist ein Effekt des selektiven Abrufens, nicht der selektiven Einspeicherung. Das autobiografische Gedächtnis, dieser Fahrtenschreiber unseres Lebens, ist nicht wie die Sonnenuhr in den düsteren Stunden des Lebens durch die Verschattung in der Aufzeichnung beeinträchtigt. Im Gegenteil, auch die düsteren Kapitel wie Enttäuschung, Trennung, Tod oder eigene Verfehlungen werden im autobiografischen Gedächtnis festgehalten. Solange dieser Fahrtenschreiber aber aktuell im Bereich »Wohlbefinden« seine Markierungen setzt, werden uns spontan kaum alte Erinnerungen aus den Phasen »Missempfinden/Scheitern« ins Bewusstsein treten. Darum erscheint die Erinnerung an die eigene Vergangenheit bei gegenwärtigem Wohlbefinden auch immer deutlich harmonischer als in Phasen von aktuellem Missempfinden.

Eine starke Beschäftigung mit negativen Erinnerungen findet sich deshalb häufig bei Menschen mit einer Depression, deren Fahrtenschreiber im Bereich Missempfinden wie ein Plattenspieler bei einem Kratzer festhängt.

Die Zukunft ist schwarz

Es sind nicht die Dinge, die uns Angst machen, sondern unsere Vorstellung von ihnen. Menschen mit einer Depression sehen alle Probleme oder aber auch nur mögliche Schwierigkeiten wie durch ein Brennglas vergrößert. Sie fürchten eigene gesundheitliche Verschlechterungen oder bangen um Leib und Leben von zum Teil deutlich jüngeren Angehörigen. Sie ängstigen sich vor Inflation und Verlust der wirtschaftlichen Grundlagen, vor Einbrechern und Räubern. Auch wenn alle diese Ängste eine nachvollziehbare Wurzel haben, ist das Ausmaß der Befürchtungen und die beständige Beschäftigung mit ihnen doch hinweisend auf eine Depression.

Die Betroffenen haben dabei das Gefühl, zur Bewältigung der Befürchtungen nichts beitragen zu können. So findet manchmal paradoxerweise bei Gesundheitsbefürchtungen keinerlei Arztbesuch statt, auch sonstige Gesundheitsratschläge wie Empfehlungen zu einer Diät oder körperlicher Bewegung werden nicht umgesetzt. Aber es kann umgekehrt auch ein Umschlag in das Gegenteil vorkommen, in das Bedürfnis nach häufigen Kontrollen der körperlichen Befunde durch einen Arzt oder nach täglichen Kontrollanrufen zur Überprüfung, dass bei Angehörigen alles in Ordnung ist. Die negative Zukunftssicht bezieht bei der Depression insbesondere die Vorstellung mit ein, entweder ohnmächtig gegenüber diesen bevorstehenden oder sicheren Wendungen zum Schlechten zu sein. Es besteht die Überzeugung, dass Veränderungsversuche eher noch zu schwereren Verschlechterungen führen oder garantiert scheitern würden. Vor dieser düsteren Innenperspektive ist die von außen beobachtbare Passivität oder leerlaufende Hektik von Menschen mit einer Depression fast verständlich. Nur sind eben die Grundannahmen, die Befürchtungen, falsch.

Selbstwertgefühl

Die zersetzenden Kräfte der Depression greifen auch dort an, wo andere Erkrankungen kaum hinkommen: am Selbstwertgefühl. Das Gefühl der Wertlosigkeit ist ein schwerwiegendes Symptom einer Depression. Die Depression sagt: »Du bist nichts wert.« Sie sagt es täglich. Dieses Gefühl der Wertlosigkeit kann von den Erkrankten verinnerlicht werden, so sehr, dass sie beständig nach Belegen für ihre Wertlosigkeit suchen.

»Ich habe in der Vergangenheit alles falsch gemacht.«

»Ich kann gar nichts.«

»Ich werde in Zukunft alles falsch machen.«

Das Gefühl der Wertlosigkeit ist ein sicherer Hinweis auf eine Depression. Es handelt sich hierbei auch um ein Gefühl, nicht um ein verstandesmäßiges Ergebnis einer objektiven Analyse des Lebenslaufes. In gesunden Zeiten müssen wir uns auch nicht täglich zusammenzählen, warum wir ein lebenswertes Leben führen. Nur die Depression zwingt uns, unablässig nach Belegen des Gegenteils zu suchen.

Lebensüberdruss

Die Liebe zu Leben oder der Lebensüberdruss haben verschieden Abstufungsmöglichkeiten:

- gerne zu leben,
- genug gelebt zu haben und gelassen der Zukunft entgegenzusehen,
- des Lebens überdrüssig zu sein,
- lieber morgen nicht mehr aufwachen zu wollen,
- über die Möglichkeit, seinem Leben ein Ende zu setzen, nachzudenken,
- sich mit konkreten Plänen einer Selbsttötung zu beschäftigen.

All dies sind Abstufungen des menschlichen Lebenswillens. Sterben zu wollen ist das Symptom einer Krankheit, ein Zeichen einer schweren Depression.

Es geht dabei nicht darum, Tod und Sterben aus unserer Welt wegtherapieren zu wollen. Die Annahme des Sterbens gehört im hohen Alter oder bei einer sicher in nächster Zukunft tödlich endenden Erkrankung zum Leben hinzu. Doch in dieser Situation ist der Wunsch, jetzt sofort zu sterben, oft durch körperliche Schmerzen oder durch die Angst vor Wehrlosigkeit und hochgradiger Pflegeabhängigkeit geprägt. Eine Depression ist jedoch keine natürlicherweise tödlich endende Erkrankung. Fast alle ältere Menschen, die nach einem Selbsttötungsversuch wegen ihrer Depression behandelt wurden, haben keine weiteren Versuche mehr unternommen. Todeswünsche sollten zu einer möglichst raschen ärztlichen Vorstellung führen.

Neben Schmerzen in der linken Brust mit Ausstrahlung in die linken Finger (Herzinfarkt) oder verwaschener Sprache und Lähmung der rechten Hand (Schlaganfall) sind Todeswünsche und Schlafstörungen (schwere Depression) im Alter häufig auftretende Krankheitssymptome: Sie sollten Anlass zum raschen Beginn einer Behandlung sein.

Depressionstest: Wer ist gefährdet?

In der Natur jedes Menschen ist die Möglichkeit einer Depression verankert; insofern ist jeder gefährdet. Die Gefährdung ist jedoch höher, wenn bestimmte Symptome oder Denk- und Handlungsstile vorherrschen. Viele Menschen leiden offensichtlich an einer Depression, ohne dieses benennen zu können. Menschen mit einer schweren Depression halten ihr Leiden oft sogar für etwas anderes, eine Strafe für ihr bisheriges Leben oder einen Hirntumor. Mit diesem Test können Sie eine erste Einschätzung zu Ihrem eigenen Depressionsrisiko ermitteln.

Selbsttest: Wie hoch ist mein Depressionsrisiko?

Bei diesem Test werden Aussagen getroffen. Die Formulierung erfolgt in der Ich-Form, um möglichst leicht ihre spontanen ersten Gedanken dazu anzuregen. Gehen Sie die Aussagen durch und wählen Sie jeweils aus drei vorgegebenen Fortführungen diejenige aus, die am ehesten Ihren ersten Gedanken zu der Aussage entspricht. Machen Sie eine Strichliste, wie oft Sie eine Fortführung mit 0, mit 3 oder mit 5 Punkten wählen.

Ich lese die Empfehlung »Lebe aktiver!«.
Mir kommt in den Sinn:
- Stimmt, ich wollte schon lange mal wieder eine Kartenspielrunde gründen. (0)
- Wie denn, bei meinem vollen Terminkalender? (3)
- Wie kommt jemand nur darauf, dass ich irgendetwas ändern kann? (5)

Meine Nachbarin lobt mich und bedankt sich für den Blick auf ihre Wohnung in ihrer Abwesenheit.
Meine Gedanken sind:
- Ich bin gut darin, etwas zu einer guten Nachbarschaft beizutragen. (0)
- Früher habe ich ganz andere Dinge erledigt. (3)
- Sie lobt mich, aber ich habe die Schnittblumen verblühen lassen. (5)

Eine 5 gibt es auch für jeden anderen Gedanken, der als Reaktion auf das Lob ein relativierendes »Aber« enthält.

Beim letzten Blick in den Spiegel dachte ich:
- Meine Frisur passt gut zu meiner Lebenserfahrung. (0)
- Andere in meinem Alter sehen jünger aus. (3)
- Ich habe seit Wochen nicht in den Spiegel geschaut. (5)

Wenn ich ins Bett gehe …
- finde ich rasch den verdienten Schlaf. (0)
- graut mir schon vor dem schlechten Schlaf. (3)
- möchte ich am liebsten nie wieder aufstehen. (5)

Am häufigsten drehte sich meine Unterhaltung in den letzten Wochen um …
- zukünftige Pläne. (0)
- eine schöne Vergangenheit. (3)
- Schuld und Versäumnis. (5)

Wenn ich einen Wunsch frei hätte, würde ich gerne …
- möglichst lange und viel Zeit mit den Menschen, die ich liebe, verbringen. (0)
- noch einmal 20 sein. (3)
- mir fällt nichts ein. (5)

Wenn es mir schlecht geht, …
- spreche ich mit Angehörigen und Freunden darüber. (0)
- ziehe ich mich am liebsten zurück. (3)
- – ich weiß gar nicht mehr, wann es mir gut geht. (5)

Wenn ich auf mein Leben schaue, …
- dann kann ich sagen, dass es gut so war. (0)
- dann hatten die meisten Menschen ein besseres Leben. (3)
- dann wird mein Versagen offenkundig. (5)

Morgens in der Frühe …
- fällt mir das Aufstehen leicht. (0)
- denke ich, wie leistungsstark ich früher um diese Zeit war. (3)
- bin ich wie erschlagen. (5)

In einer Gaststätte ...

- suche ich mir gerne etwas Besonderes aus, was ich sonst nicht oft esse. (0)
- fällt mir zuerst auf, wie teuer alles geworden ist. (3)
- esse ich nur eine Kleinigkeit, da ich nie Appetit habe. (5)

Bei dem Gedanken an meinen letzten Einkauf eines Kleidungsstücks ...

- fällt mir die freundliche Verkäuferin ein. (0)
- wurde mir bewusst, wie wenig Passendes es für mein Alter gibt. (3)
- habe ich immer nur gedacht, das lohnt sich doch für mich gar nicht mehr. (5)

Wenn ich mich an einem Wochenende niedergeschlagen fühle, kann ich ...

- 2 bis 4 Personen anrufen. (0)
- mehr als 4 Personen anrufen. (3)
- niemanden anrufen. (5)

Auswertung

Haben Sie mehr als sieben Nullen?

Sie haben es gut geschafft, sich auf ein depressionsfreies Altern vorzubereiten. Dies ist leider keine Garantie, nicht doch zu erkranken. Ist die Gesamtsumme aber unter 12, gibt es zurzeit auch keine Hinweise auf eine Depression. Trotzdem können Sie und Ihre Angehörigen von dem Buch profitieren. Lesen Sie es und geben Sie es ruhig an Ihnen nahestehende Personen weiter. Haben Sie mehr als 12 Punkte, gibt es einige Bereiche, in denen Sie besser für sich sorgen sollten.

Haben Sie mehr als sieben Dreier?
Sie haben ein hohes Risiko, eine Depression zu entwickeln. Häufige Vergleiche mit früher, ein Denkstil, der eigene Leistungen eher herabwürdigt, und weitere Angewohnheiten können eine Depression begünstigen. Das Schöne ist aber, dass Sie einiges ändern können. Ist Ihre Gesamtsumme größer 34, finden sich allerdings sogar schon deutliche depressive Symptome.

Haben Sie mehr als sieben Fünfer?
Sie waren sehr ehrlich zu sich. Depressionen sind Krankheiten, an denen die Erkrankten nicht schuld sind. Dieses Buch kann Ihnen helfen, aber holen Sie sich auch weitere Hilfe.

Sie gehören zu keinem der oberen Typen?
Dann addieren Sie bitte die Zahlen und schauen Sie in der Gesamtsummenauswertung nach.

Gesamtsumme kleiner als 20 Punkte:
Bei Ihnen ist das meiste im grünen Bereich. Nutzen Sie das Buch, um mehr darüber zu erfahren, wie Sie auch zukünftig das Risiko einer Depression gering halten können.

Gesamtsumme 20 bis 39 Punkte:
Es gibt einige Zeichen für eine Depressionsgefahr oder leichte Depression. Erkennen und ändern Sie Ihre Schwächen.

Gesamtsumme 40 und mehr Punkte:
Nutzen Sie Ihre Stärken und werfen Sie sich nicht die Schwierigkeiten vor, die zurzeit bestehen. Holen Sie sich weitere Hilfen.

Leidet mein Angehöriger an einer Depression?

Menschen mit einer Depression schlagen sich und andere nieder

Möglicherweise fragen Sie sich, ob jemand aus Ihrem Umfeld an einer Depression leidet. Dann können Sie natürlich in Gedanken die Aussagen des Selbsttests mit den wahrscheinlichen Antworten des oder der Betreffenden durchspielen – vorausgesetzt, dass Sie die Person gut genug dafür kennen. Vielleicht können Sie der Person auch diese oder ähnliche Fragen offen stellen und ohne die vorgegebenen Antworten Schlüsse aus deren spontanen Aussagen ziehen.

Sie können sich selber aber auch nur eine Frage hinsichtlich dieser Person beantworten: In einem bekannten Lehrbuch des Psychiaters Klaus Dörner (siehe Empfehlungen für weiterführende Literatur Seite 155) findet sich als Kurzfassung die Kennzeichnung der Depression als der Erkrankung, bei der die oder der Betroffene sich und die anderen niederschlägt. Also: Fühlen Sie sich nach einem Besuch bei dem betreffenden Menschen so richtig niedergeschlagen?

Fühlen Sie sich durch jedes Gespräch mit ihm oder ihr richtig heruntergezogen? Treten Sie ehrlich gesagt deswegen auch mit einer gewissen Hemmung mit dem Betroffenen in Kontakt?

Sind die Besuche von einer gewissen Zähflüssigkeit behaftet?

Haben Sie das Gefühl, dass in seiner Umgebung die Zeit wie Blei verrinnt?

Oder beobachten Sie eine leerlaufende Geschäftigkeit und Unruhe?

Die gefühlte oder mitgefühlte Niedergeschlagenheit, Abgeschlagenheit oder Nervosität ist ein guter Hinweis auf eine Depression.

Nach langem Schweigen antwortete mir ein Patient auf die Frage, ob er denn wirklich gar nichts könne: »Doch, alle herunterziehen.« Jeder Mensch mit einer Depression schlägt sich und andere nieder. Je stärker dieses Niederschlagen, umso mehr Hilfe ist nötig.

Weitere Anzeichen für eine Depression

Haben Sie Veränderungen bei Ihren Angehörigen wahrgenommen? Es gibt einige weitere Zeichen, die auf eine Depression bei einem Angehörigen hinweisen und die Sie eventuell beobachten können:

Änderung des Schlafrhythmus
Die betreffende Person zieht sich früh zurück ins Bett, mehr als zwei Stunden vor der üblichen Zeit, gelegentlich auch häufiger Rückzug tagsüber. Und sie berichtet über einen nicht erholsamen Schlaf trotz langer Aufenthaltszeit im Bett.

Gewichtsänderungen
Abnahme von mehreren Kilogramm ohne Abnahmeabsichten, Absinken unter das Normalgewicht, das Symp-

tom der schlotternden Kleider können auf eine Depression Hinweisen. Aber auch ein deutlicher Drang nach Süßigkeiten sowie eine Gewichtszunahme ähnlich dem Kummerspeck in der Pubertät können bei Depressionen im Alter auftreten. Depressive Menschen mit einer Gewichtszunahme leiden stark darunter, während Betroffene mit Gewichtsabnahme davon seltsam unberührt wirken, obwohl die Gewichtsabnahme gesundheitsgefährdende Ausmaße erreichen kann.

Gesichtsstarre

Menschen mit einer Depression zeigen oft eine starre Mimik, bei einem insgesamt traurig wirkenden Grundausdruck werden andere Gefühlsregungen gar nicht oder nur stark abgeschwächt und verzögert wiedergegeben. Das normalerweise fast reflexhafte Erwidern eines Lächelns erfolgt nur sehr verhalten, wirkt manchmal erzwungen und künstlich.

Äußerungen von Lebensüberdruss

Es wird von uns in unserer Entwicklung ab einem Alter von elf, zwölf Jahren gefordert, dass wir die Endlichkeit des Lebens akzeptieren, und das Bewusstein unserer Endlichkeit stimuliert Fantasien eines besonderen Todes zum Ende der Pubertät. Eine Gesprächseinlassung im 80. Lebensjahr, dass man nun bald wohl auch Sterben werde, kann ganz jenseits einer Depression oder Selbsttötungsabsicht liegen. Der Wunsch, wenn es denn soweit sei, friedlich einzuschlafen, entspringt zumeist Befürchtungen, eine schmerzhaft Phase der Hilflosigkeit vor dem Tod zu durchlaufen. Blocken wir diese Thematik ab, nehmen wir älteren Menschen die Möglichkeit, sich diesbezüglich aussprechen zu können. Eine falsche Befürchtung ist, dass durch ein Eingehen auf diese Thematik Suizidpläne hervorgerufen werden können. Wird Lebensüberdruss geäußert und werden dabei konkrete Selbsttötungsszenarien entwickelt, sollte fachliche Hilfe hinzugezogen werden.

Erstarren oder Erzittern

Manche Menschen mit einer Depression wirken entsprechend der mimischen Starre auch körperlich starr und unbeweglich. Andere laufen auf und ab, reiben nervös die Hände oder zittern. Diese Unruhe kann oft nicht auf konkrete Befürchtungen bezogen werden. Wird eine Befürchtung als Grund der Unruhe benannt, vielleicht weil ein Angehöriger gerade im Krankenhaus ist, finden sich nach Auflösung dieses Grundes endlose Ketten weiterer Gründe.

Sozialer Rückzug

Fehlende Nutzung des Telefons, Verbleiben in der Wohnung, fehlendes Ausrichten sonst regelmäßiger Treffen (Kaffeetrinken, gemeinsam Sport schauen) weist auf eine Depression hin. Oft schildern Betroffene, dass sie sich so, wie sie aussehen, nicht unter Menschen trauen könnten. Hierbei geht es oft nicht konkret um Kleidung und Frisur sondern auch um das depressive Bild, von dem die Erkrankten zum Teil noch spüren, dass sie es abgeben.

Was tun bei einem Depressionsverdacht?

Wenn Sie aufgrund der obigen Auflistung von Symptomen den Eindruck haben, dass Sie bei sich selber oder bei Ihrem Angehörigen eine Depression vermuten müssen, stellt sich die Frage: was nun? Depressionen können sogar spontan wieder verschwinden, aber ab einem Zeitraum von etwa zwei Monaten sollte neben der Hoffnung auf eine Gesundung auch an einen baldigen Arztbesuch gedacht werden. Dies gilt insbesondere, wenn Zeichen einer schweren Depression oder eines deutlichen Lebensüberdrusses vorliegen. Hier kann sogar rasches Handel nötig sein.

Zum Arzt, aber zu welchem?

Ein gezielter Arztbesuch kann Klärung bei einem Depressionsverdacht bringen. Ältere Menschen mit einer Depression besuchen viermal häufiger Ärzte als Menschen ohne Depression. Diese Besuchssteigerung beruht aber nicht auf einer drastischen Zunahme von Besuchen bei Nervenärzten oder Psychiatern und Psychotherapeuten. Häufig werden Ärzte verschiedenster Spezialisierung aufgesucht, da einzelne Symptome dazu Anlass geben: Orthopäden, Gastroenterologen, Kardiologen. Dies entspricht den häufigen Reflexen der Weiterverweisung bei isolierten Klagen über Rückenschmerzen, Verstopfung oder Beengung der Brust. Während eine einmalige Symptomabklärung und Erhebung des Gesamtbildes zielführend sein könnte, tasten in der Realität verschiedenste Ärzte an einzelnen Symptomen herum. Dies erinnert an die Geschichte von einem indischen Dorf mit ausschließlich blinden Bewohnern, in das sich erstmalig ein Elefant verirrte. »Hilfe, Schlange!«, riefen die einen, »ein Einhorn!« wieder andere. Hier kommt auch dem Hausarzt eine besondere Bedeutung zu; er ist allerdings gelegentlich zu nah an einem Patienten dran, um eine schleichende Verschlechterung und/oder das Umschlagen in eine Depression wahrzunehmen. Sollte es schwerfallen, den Arzt allein aufzusuchen, kann eine Begleitung durch Angehörige hilfreich sein. Der Hausarzt kann auch aktiv auf seine Meinung zu einer Möglichkeit einer Depression angesprochen werden; er kann in der Regel auch Empfehlungen und eventuell eine Überweisung zu einem Psychotherapeuten oder Psychiater geben.

Was passiert beim Arzt?

Ärzte, die sich mit Depressionen auskennen, insbesondere Ärzte für Psychiatrie und Psychotherapie, werden bei Hinweisen auf eine Depression die oben aufgelisteten Symptome abfragen. Insbesondere interessieren dabei die Dauer und die näheren Begleitumstände des Beginns der Symptome. Auch ob bereits früher eine vergleichbare Phase aufgetreten ist, gehört zu den häufigsten Fragen. Ebenso wird nach ähnlichen Erkrankungen bei Eltern und Geschwistern gefragt, da auch familiäre Risikofaktoren eine Rolle spielen. Unumgänglich ist die Frage nach weiteren Erkrankungen oder eingenommenen Medikamenten, da dies auf eine Depression und ihre Behandlung Einfluss hat.

Erscheint neben dem Menschen mit einer Depression

noch eine Begleitperson, wird der Arzt auch diese in Gegenwart des Patienten zu den Symptomen und dem Verlauf befragen, sofern die Person aufgrund der Beziehung und der Häufigkeit von Kontakten dazu Auskunft geben kann. Der Arzt ist aber immer dem Patienten, also dem depressiv Erkrankten verpflichtet. Alles was der Patient mit seinem Arzt bespricht, unterliegt der Schweigepflicht, von der nur der Patient den Arzt entbinden kann. Ohne den Betroffenen selber zu kennen, also nur aufgrund der Schilderungen eines Angehörigen, kann der Arzt keine Diagnose und keine Therapieempfehlung geben. Fachärzte für Psychiatrie und Psychotherapie führen selten Hausbesuche durch. Sollte ein Praxisbesuch des Erkrankten gänzlich unmöglich sein, sollte der Hausarzt hinzugezogen werden. Ist die Depression so schwer ausgeprägt, dass die Person sich nicht in der Lage sieht, eine Praxis aufzusuchen, kann eine stationäre Therapie nach Anmeldung durch den Hausarzt notwendig sein.

Depression als Krankheit: die biologische Seite

Wie sehr wir unserer Leibhaftigkeit verhaftet sind, wird uns bei jeder Erkrankung bewusst, auf die der menschliche Körper mit verschiedenen Symptomen reagiert, zum Beispiel mit Fieber, Appetitverlust oder Schmerzen. Diese Reaktionen unterliegen Gesetzmäßigkeiten, die in der Sprache der Biologie beschrieben werden können. Dem Auffinden der Gesetzmäßigkeiten der biologischen Symptome bei verschiedenen Erkrankungen dient auch die Beobachtung von Tieren. Dies stellt sich bei Depressionen als schwierig dar, weil zwar depressionsähnliche Symptome bei Tieren festgestellt werden können, Depressionen aber letztlich eine zutiefst menschliche Erfahrung sind. Depressionen setzen an der Stelle an, die Leib und Seele zusammenhält. Deshalb ist es gut, auch etwas über die biologische Seite zu wissen. Depression als Erkrankung ist mit ihren typischen biologischen Symptomen schon in den Schriften aller alten Kulturen überliefert.

Außer dem Verlust des Selbstwertgefühls und Todeswünschen können jedoch auch andere Erkrankungen jedes der körperlichen Symptome einer Depression hervorrufen. Weil viele dieser anderen Erkrankungen mit dem Alter häufiger werden, ist eine ärztliche Untersuchung notwendig, um das Vorhandensein einer Erkrankung und den Anteil dieser Erkrankungen an dem jeweiligen Symptom abzuschätzen.

Körperliche Symptome

Depressionen zeigen sich in körperlichen Symptomen, die allerdings fast alle auch bei anderen Erkrankungen vorkommen können. Dies kann dazu führen, dass die Bemühungen in die falsche Richtung laufen und eine Depression gar nicht erkannt wird. Umgekehrt kann aber auch nicht von einem oder wenigen körperlichen Symptomen direkt auf eine Depression geschlossen werden.

Schlafstörungen sind häufig gänzlich alleine durch eine Depression bedingt. Sie können zum Beispiel aber auch auf eine erhöhte nächtliche Toilettenfrequenz, auf wechselnden Gebrauch von ungeeigneten Schlafmitteln oder Alkohol, auf das Syndrom der ruhelosen Beine (Restless-Legs-Syndrom) oder auf eine Schilddrüsenüberfunktion zurückzuführen sein.

Appetitverlust ist ein häufiges Symptom einer Depression. Mit zunehmendem Alter wird die Liste unterschiedlicher Erkrankungen, die zu einem Appetitverlust führen können, immer länger. Bei der Depression ist der Gewichtsverlust bei kontrolliertem Essen – das ist appetitloses Essen aus Vernunftgründen, Essen in Gesellschaft – überwindbar. Bei so genannten konsumierenden Erkrankungen, früher häufig die Tuberkulose, auch Schwindsucht genannt, oder bei Krebserkrankungen besteht ein Gewichtsverlust bei normaler Nahrungsaufnahme. Auch Magen-Darm-Erkrankungen führen zu Appetitlosigkeit.

Verlust des Interesses und des Antriebs: Blutarmut, Infektionen, Schilddrüsenunterfunktionen und Hirnerkrankungen sind nur einige Beispiele für Erkrankungen, die zu einem Antriebsmangel führen können. Viele zeigen einfach zu erfassende weitere Symptome, zum Beispiel einen beschleunigten Herzschlag oder Fieber. Mit einfachen Untersuchungen können sie ausgeschlossen werden. Ein leichtfertiges Erklären dieser Symptome mit einer bestehenden Depression übersieht ein wesentliches Problem der Depression im Alter. So wie beides, ein Herzinfarkt und ein Schlaganfall, einen Menschen treffen können, können auch eine Depression und eine zusätzliche Blutarmut oder ähnliche Erkrankung zeitgleich vorliegen.

Konzentrations- und Gedächtnisstörungen: Aufgrund des mit dem Alter steigenden Risikos für eine Alzheimer-Erkrankung sind diesbezügliche Befürchtungen bei älteren Menschen häufig, finden sich aber auch schon bei jüngeren Menschen mit einer Depression. Nach der Berliner Altersstudie treten jedoch bis zum 85. Lebensjahr depressive Erkrankungen häufiger auf als Alzheimer-Erkrankungen. Das Risiko einer späteren Alzheimer-Erkrankung ist aber beim Bestehen einer Depression erhöht – ein Grund mehr, etwas dagegen zu tun. Die Differenzierung zwischen einer beginnenden Depression oder einer beginnenden Demenz kann sehr schwierig sein. Hierzu können Gedächtnissprechstunden (mehr dazu siehe Seite 127) beitragen; darin können Ärzte im Rahmen einer differenzierten Untersuchung zwischen beidem unterscheiden.

Kopf- und Gliederschmerzen: Erkrankungen wie Rheuma, Osteoporose und Gelenkverschleiß nehmen im Alter zu und können Ursache von Schmerzen sein. Zwischen dem Ausmaß der Veränderungen im Rahmen dieser Erkrankungen und den wahrgenommenen Schmerzen finden sich oft keine direkten Beziehungen. So geben oft Menschen mit deutlichen Veränderungen im Röntgenbild keine Schmerzen an. Andererseits berichten manche Menschen ausgeprägte Schmerzen bei geringen Röntgenbildveränderungen. Die Schmerzwahrnehmung wird von verschiedenen Faktoren beeinflusst. Eine alleinige Depressionsbehandlung bei einer gleichzeitig Schmerz verursachenden Erkrankung ist meistens nicht erfolgreich. Hier bedarf es einer Therapie mit zwei Zügeln, Antidepressiva und Schmerzmedikation. Die Überlappung zwischen den beiden Bereichen spiegelt sich sogar in dem Einsatzgebiet einzelner Medikamente wider, die sowohl als Schmerzmedikament als auch als Antidepressivum zugelassen sind.

Zeitwahrnehmung, Verlangsamung, Gefühl des Unwirklichen und der Fadheit: Bewegungsstörungen wie eine Parkinson-Erkrankung oder Durchblutungsstörungen des Gehirns können zu einer Verlangsamung und Änderung der Zeitwahrnehmung führen. Ein grauer Star oder eine Makuladegeneration des Auges führt dazu, dass die Welt im wörtlichen Sinne grau erscheint. Noch negativer wirken sich starke Hörstörungen aus – ohne Gehör ist man auch in der lebhaftesten Gemeinschaft isoliert. Änderungen des Geruchssinns im Alter sind sehr häufig und können zum Eindruck eines faden Essensgeschmacks beitragen. All diese kleinen körperlichen Beeinträchtigungen können Depressionssymptome verstärken.

Einmal zum Arzt

Gerade nach dem 60. Lebensjahr ist bei Symptomen einer Depression eine ärztliche Untersuchung zum Ausschluss oder zur Mitbehandlung weiterer Erkrankungen notwendig. Eine häufige Wiederholung unauffälliger Untersuchungen ist jedoch nicht sinnvoll.

Welches Organ erkrankt bei der Depression?

Aus guten Gründen nehmen wir heutzutage an, dass bei einer Depression das Gehirn eine wesentliche Rolle spielt. So können Schlaganfälle, eine Parkinson-Erkrankung, ein Mangel an hirnwichtigen Hormonen, Neurotransmittern oder Vitaminen zum Entstehen einer Depression beitragen.

Eindrucksvoll sind auch Befunde aus Untersuchungen von Menschen, denen aufgrund einer Bewegungsstörung ein Hirnschrittmacher eingepflanzt wurde. Bei ungeplanter Stimulation eines bestimmten Areals kam es dabei zum Auftreten aller depressiver Symptome einschließlich eines Lebensüberdrusses. Dies zeigt, dass eine Depression ein biologisch vorgeformtes Verhaltensmuster aufweist, welches vielleicht auch unter normalen Umständen einen gewissen Sinn haben mag. Und ein oder zwei

Wochen nach einer Enttäuschung auch mal niedergeschlagen zu sein ist auch keine Depression. Ebenso haben ja auch Schmerzen Sinn, die dem Wegziehen der Hand von der Herdplatte oder der Schonung des gebrochenen Fußes dienen sollen. Werden Schmerzen chronisch, liegen gar Phantomschmerzen vor, dann ist der biologische Sinn allerdings verloren gegangen. Ähnlich mag das komplex angelegte Depressionsverhalten auch bei einer Depression nach Wochen und Monaten aus dem Ruder laufen.

Seit den letzten 100 Jahren wächst unser Wissen über das Gehirn rasant an. Niemals zuvor lernten wir so viel über das knapp 1,5 Kilo schwere Organ in unserem Kopf. Vermutlich werden wir es jedoch aus Gründen seiner Komplexität nie ganz verstehen. Trotzdem wissen wir, dass dieses Organ unsere Atmung, unsere Bewegung, unseren Schlaf und unsere Gefühle steuert. Schädigungen des Gehirns können deshalb zu Atemstillstand und Tod, zu krampfhaften Zuckungen oder Lähmungen, zu Koma oder zu Schlafstörungen sowie zu Gefühlsschwankungen führen. In Fällen einer massiven Schädigung sind alle diese Funktionen drastischen Änderungen unterworfen – ob wir wollen oder nicht.

Zum Glück sind drastische Schädigungen der Art, wie sie im Rahmen eines Schlaganfalls oder einer Epilepsie auftreten können, in der Regel nicht für unsere Gefühle verantwortlich. Bei ungeschädigtem Gehirn ist das feine Spiel der Gefühlsregungen fast ausschließlich von feineren inneren und äußeren Wahrnehmungen bestimmt. Wird mir zugelächelt? Wendet sich jemand von mir ab? Hat die Ansprache einen bedrohlichen Unterton?

Eine Milliarde Nervenzellen, jede mit 1000 Schaltstellen, Synapsen, verwalten den Informationsfluss, dem unser Gehirn jeden Tag ausgeliefert ist. Nur ein geringer Teil dieser Informationen erreicht die Ebene unseres Bewusstseins. Viele optische und akustische Eindrücke sowie Tastempfindungen werden bereits früh herausgefiltert. Es wäre schrecklich, wenn Werbeplakate oder das Geräusch einer Bahnlinie uns jedes Mal gleich stark bewusst würden. So werden die Bahnlinie oder die Geräusche der nahen Straße nach einer gewissen Zeit ausgeblendet. Die Werbung behilft sich dagegen mit einem regelmäßigen Wechsel der Plakate.

Solange unser Gehirn normal funktioniert, nehmen wir die vielen Abläufe nicht war. Auch der Teilausfall von Einzelfunktionen wird uns oft nicht bewusst. So wird der Hörverlust im Alter oft nicht in dem Ausmaß wahrgenommen, wie er bereits die Unterhaltung beeinträchtigt. Ein neuer »blinder Fleck« durch eine Augenerkrankung wird oft nur für wenige Wochen als störend wahrgenommen – dann schwindet das Bewusstsein für den weiterhin bestehenden Wahrnehmungsfehler. Verluste an der Farbigkeit und Buntheit im Leben können an Störungen der Sinnesorgane liegen, die uns gar nicht bewusst sind. Eine Untersuchung im Alter kann ratsam sein.

Das Gehirn macht 2 Prozent unseres Körpergewichts aus und verbraucht 20 Prozent des Zuckers und des Sauerstoffs, den wir aufnehmen. Alles muss auf dem Blutwege verschifft werden. Funktionierende Durchblutungswege sind eine notwendige Voraussetzung für die Hirnfunktion. Schädigungen des Gehirns durch Durchblutungsstörungen sind schmerzfrei. Wenn Hochdruck,

Rauchen, falsche Ernährung oder fehlende Bewegung unserer Durchblutung schaden, schreit der Körper nicht auf. Hier liegt eine große Möglichkeit, das Risiko für eine Altersdepression zu reduzieren. Vielfältige Literatur zur Depression im Alter beschäftigt sich mit den Annahmen einer gefäßbedingten Depression. In welchem Maße aber Gefäßschäden eine Depression im Alter begünstigen, ist letztendlich unklar.

Alterung des gesunden Hirns

Gebrauchsspuren im Gehirn?
In jedem Organ des menschlichen Körpers treten über Jahre hinweg Veränderungen auf. Weiße Blutzellen leben etwa vier Tage, dann sterben sie und werden durch neu gebildete Zellen aus dem Knochenmark ersetzt. Alterungseffekte an den Vorläuferzellen im Knochenmark können zu Leukämien im Alter führen. Darmzellen leben etwa eine Woche bevor sie ersetzt werden. Alterungseffekte können zu Darmpolypen und Tumoren führen. Ein regelmäßiger Austausch von Nervenzellen ist nicht vorgesehen. Damit ist das Risiko, dass ein übertriebenes Nachwachsen zu einem Nervenzelltumor im Alter führt, vermieden. Wir leben noch mit den Nervenzellen unserer frühen Kindheit. Alles was wir erlebt haben, haben sie miterlebt – im doppelten Sinne. Zum einen sind unsere Nervenzellen tatsächlich zu allen Zeiten und an allen Orten gewesen, wo wir auch waren. Zum anderen sind diese Nervenzellen aber auch der zeitlose Speicher aller unserer Erlebnisse: Unsere Kindheit lebt in ihnen.

Zwei Konzepte zur Wirkung der Zeit auf das Gehirn wurden lange diskutiert. Der Satz »Use it or loose it« (zu Deutsch: »Gebrauch es oder du verlierst es«) bezeichnet das Konzept, dass sich das Gehirn am besten durch regelmäßigen Gebrauch erhalten lässt. Eine ähnliche Vorstellung haben wir derzeit zum Beispiel von unserer Muskulatur. Laufen erhält und stärkt die Beinmuskulatur, an jedem Tag im Krankenhausbett schrumpft der Beinumfang. Deshalb wird heute das frühe Aufstehen nach einem Unfall oder einer Operation praktiziert. Use it or loose it: Krankengymnastik, Übung, Training sind bei der Muskulatur die Möglichkeiten, auf den Erhalt aktiv einzuwirken.

»Wear it and tear it« (zu Deutsch: »Trag es, und du trägst es auf«) kennzeichnet das gegenteilige Konzept. Durch Gebrauch entsteht Abnutzung, die schließlich bis zum Verbrauch führt. Als Beispiel kann die langfristige Wirkung von unnatürlichen Haltungen oder Bewegungsabläufen auf das Knochenskelett, die Bandscheiben oder die Kniegelenke gelten. Daraus resultieren Abnutzungserscheinungen, die Beschwerden und Schmerzen verursachen.

Für das Gehirn gilt sicherlich vorherrschend das »Use it or loose it«-Konzept. Eine Abnutzung des Gehirns durch ein Übermaß an Gelerntem ist nicht bekannt. Was wir als Kinder erlernt haben, müssen wir immer wieder anwenden, um es zu erhalten. Wer eine Fremdsprache 20 Jahre lang nicht gesprochen hat oder sich nicht mit Prozentrechnung beschäftigte, der braucht erst mal Zeit, um wieder in die Gänge zu kommen. Aber dann klappt es wieder. Wer lange kein lockeres Gespräch mehr beim Einkaufen, beim Friseur oder während einer Zugfahrt geführt hat, dem fällt es erst mal schwer, solch ein Gespräch anzufangen oder in Gang zu halten. Aber was einmal gelernt wurde, kann rasch wieder aktiviert werden. Am einfachsten ist dies bei motorisch Gelerntem. Fahrradfahren und Schwimmen hat unser Gehirn als Bewegungsmuster gespeichert und diese bleiben auch trotz jahrzehntelanger Inaktivität erhalten. Bei der Fähigkeit, auf Menschen zugehen zu können, kann es schon etwas schwieriger sein, sie wieder zu aktivieren. Aber es geht und kann entscheidend sein, denn: Aktivitäten zu entwickeln und Isolation zu überwinden sind die wichtigsten Faktoren einer Anti-Depressions-Strategie (siehe auch »Was kann ich tun?« ab Seite 97).

»Wear it and tear it« im Sinne von »Brauch es, und du *ver*brauchst es« gilt vielleicht eingeschränkt in einem anderen Bezug für das Gehirn. Sie können die »freundliche Seite« des Gehirns aufbrauchen, wenn sie zu oft und anhaltend trüben oder misstrauischen Gedanken nachhängen: »Auf die Dauer der Zeit nimmt die Seele die Farbe der Gedanken an«, sagte bereits der römische Philosophenkaiser Marc Aurel. Die moderne Hirnforschung nimmt an, dass weniger die Farbe als aber die Verzweigungen und Verknüpfungen der Nervenzellen stark mit dem Gebrauch geändert werden. Die Wahrnehmungsperspektive, das die Welt feindselig oder abweisend ist, unterstützt Wahrnehmungsprozesse dabei, gerade Belege für diese Perspektive zu führen: Stehe ich an der Kasse nicht immer in der langsamsten Schlange? War mein Gesprächspartner am Telefon mir gegenüber nicht besonders kurz angebunden? Ist die Bedienung mir gegenüber nicht besonders unaufmerksam? Staubsaugt der Nachbar nicht immer gerade dann, wenn ich ein Nickerchen machen will? Feste perspektivische Einstellungen neigen dazu, sich durch Wahrnehmungen zu bestärken und im Gehirn zu verfestigen. Es ist dabei aber nicht so, dass das Gehirn mit schwarzer Farbe angestrichen wird – sondern eher, dass Nervenzellverzweigungen sich ändern. Auch feste Perspektiven wie »Ich kann nichts leisten« oder »Ich habe alles falsch gemacht und werde alles falsch machen« verfestigen sich so im Gehirn.

Depression durch Hirnschädigung

In unserem Blut haben wir kein weißes Blutkörperchen, das älter als ein Monat ist; Nervenzellen dagegen werden in nennenswertem Ausmaß nur in der frühen Kindheit gebildet. Ein Blutverlust kann vom Körper durch Neubildung von Zellen aufgefangen werden, der Verlust von Hirngewebe nicht. Der knöcherne Schädel und seine Verstärkung, der Fahrradhelm, oder Schutzvorrichtungen wie der Auto-Airbag und Anschnallgurte sind gute Investitionen in den Erhalt dieses einzigartigen Organs. Egal wie sich andere Menschen benehmen – auch diese haben kein zweites Gehirn im Kofferraum. Schädigungen des Gehirns können die Entstehung einer Depression begünstigen.

Der Tribut des Gehirns ans Altern

Ein Aspekt des »Wear it and tear it«, des normalen Verschleißes, hat unser Nervensystem allerdings doch. Die Verarbeitungsgeschwindigkeit nimmt ab. Mit 40 Jahren kann niemand mehr den 15-Jährigen beim Computerspiel Paroli bieten, die schnelle Koordination von Auge und

Hand nimmt ab. Konzertmusiker spezialisieren sich in ihrem Alterswerk deswegen weniger auf virtuos schnelle Stücke als auf Noten, in die sie ihre gesamte interpretatorische Erfahrung einbringen können. Aus gutem Grund gibt es in der Formel 1 selten Fahrer, die älter als 45 Jahre sind, wogegen dieses Alter für einen Schachmeister kein Problem ist – außer vielleicht beim Blitzschach.

Nervenzelltod im gesunden Altern

Zur Alterung des gesunden Gehirns gibt es viele alte und auch neue Mythen.

Frühe Untersuchungen fanden eine mit dem Alter abnehmende Zahl großer Nervenzellen und gingen deshalb davon aus, dass altersbedingt Nervenzellen sterben. Die alleinige Erfassung großer Nervenzellen beruhte auf den damaligen technischen Möglichkeiten. Allgemein kommt es aber mit dem Alter nur zu einem Größenverlust von Nervenzellen. Durch die leichte Schrumpfung größerer Nervenzellen entgingen diese den älteren Zählungen. Heutzutage geht man allenfalls von minimalen Zellverlusten mit dem Alter aus. Die Größenreduktion der Nervenzellen führt im gesunden Altern zu einem minimalen Schrumpfen des Gehirns, ohne dass die Informationsträger, die Nervenzellen, weniger werden. Die klare gute Nachricht ist: Beim gesunden Altern sterben die Nervenzellen nicht. In Abwesenheit einer Erkrankung leben wir auch im 80. Lebensjahr noch mit allen Nervenzellen unserer Kindheit.

Gedächtnisverlust gehört nicht zum Altern

Die Nervenzellen sind in ihrer Verknüpfung Träger des Gedächtnisses. Erlebnisse vor dem 2. Lebensjahr werden nicht in einer sprachlichen Form abgespeichert, Erinnerungen ab dem 4. Lebensjahr können wiedergegeben werden, beruhen aber auch häufig auf Erzählungen der Eltern oder anderer Personen zu einem späteren Zeitpunkt. Ab dem 7. Lebensjahr werden zunehmend verlässliche biografische Begebenheiten ins Gedächtnis aufgenommen. Das Bewegungsgedächtnis kann ganz ohne parallele sprachliche Erinnerung aufgebaut werden. Wir können Fahrradfahren im 4. Lebensjahr lernen, ohne uns an den Lernprozess zu erinnern. Das biografische Gedächtnis oder Altgedächtnis nimmt mit dem gesunden Altern nicht ab. Aber auch die Merkfähigkeit bleibt im Alter relativ stabil. Gedächtnisstörungen gehören nicht zum gesunden Altern. Jedoch muss ab dem 20. Lebensjahr von einer abnehmenden Verarbeitungsgeschwindigkeit ausgegangen werden. Die Schnelligkeit im Umgang mit Bedienungselementen ist im gesunden Alter reduziert, auch das rasche Herstellen einer Übersicht bei gleichzeitiger Informationsflut (beispielsweise Anzeigetafeln, Wegweiser und Durchsagen auf Flughäfen) wird schwerer. Hierbei spielen altersbedingte Veränderungen der Wahrnehmung (Sehkraft, Gehör) im Zusammenspiel mit der Verlangsamung der Verarbeitungsgeschwindigkeit eine Rolle. Dadurch können Fakten etwas schwerer ins Gedächtnis gerufen werden.

Ärgern Sie sich nicht über ihr fehlerhaftes Gedächtnis
Sich an alles erinnern können, erscheint dies nicht manchmal erstrebenswert? Ein früher unauffälliger junger Amerikaner, Fernando Orrell kann dies – doch ist dies ein Segen? Nach dem Aufprall eines Schlagballs im Bereich seiner Schläfe kann Orrell sich an die Einzelheiten jedes Tages seit diesem Zeitpunkt erinnern. Welche Socken hat er am 23. Februar 1999 getragen, wie ging das Footballspiel zwischen dem Tabellen-Dritten und -Siebten in der Saison 2001 aus, welche Fernsehsendung hat er am 3. November 1998 gesehen? Fragen, auf die Fernando Orrell eine Antwort weiß – und trotzdem ist er für sein tägliches Leben eher eingeschränkt. Noch mysteriöser sind wissenschaftliche Untersuchungen, die darauf schließen lassen, dass Orells Gedächtnis nicht nur für die Zeit nach der Verletzung Hochleistungen erbringt, sondern dass zunehmend auch Erinnerungen aus der Zeit vor dem Unfall exakt wiedergegeben werden. Würden wir mit ihm tauschen wollen?

Seit Langem ist bekannt, dass unser Gehirn viel mehr Erinnerungen abspeichert, als von uns abrufbar sind. So brauchen wir schon im Alltag oft Hinweise, um Einzelheiten erinnern zu können. Wenn sie spontan von ihrer letzten Reise erzählen sollten, würden sie zuerst einen Moment nachdenken müssen und dann Ort und Zweck der Reise rekonstruieren. Im nächsten Schritt könnten Sie vielleicht Berlin und Verwandtenbesuch auffinden, dann Zugfahrt und Verspätung oder ein besonderes Abendessen. Wissen Sie noch, was es zum Frühstück gab? Vermutlich werden sie nicht darauf kommen, wie die meisten Menschen bei dieser Frage. Unwichtige Details werden zwar in unserem Gehirnarchiv gespeichert, oft aber nicht mit einem Schlagwort versehen und im Abrufkatalog aufgenommen. Unwichtiges kann vergessen werden. Denn Menschen wie Fernando Orrell werden durch die Fülle des Erinnerungsmaterials, unterschiedslos ob wichtig oder unwichtig, eher blockiert.

Anscheinend hält unser Gehirn einen perfekten Aufzeichnungsmodus vor, blockiert den Abruf aber aktiv.

Fernando Orrell ist mit seinem perfekten Gedächtnis Gegenstand vieler wissenschaftlicher Untersuchungen geworden. Im Privaten ist seine Lebensführung durch die Präsenz vieler ablenkender Erinnerungen nicht leichter geworden. Auch kann – wie bei vielen Menschen mit einem Autismus und einer besonderen Leistungsfähigkeit des Gedächtnisses – nicht von einer Zunahme der Intelligenz oder Lebenstüchtigkeit gesprochen werden. Wer möchte sich sein Leben schon gerne als minutiösen lückenlosen Dokumentarfilm anschauen?

Stammzellen im Gehirn: Ist ein zweiter Frühling möglich?

Das Jahrzehnt des Gehirns, eine weltweite Forschungsinitiative in den 1990er Jahren, hat die deutlichen Möglichkeiten der Plastizität des Gehirns aufgezeigt. So werden Synapsen, die Verbindungsstellen zwischen den Nervenzellen, im großen Umfang während Lernprozessen umgebaut. Hirnareale, die für die Steuerung einer Hand zuständig waren, können nach unfallbedingtem Verlust dieser Hand andere Aufgaben übernehmen. Die Vorstellung von einer unveränderbaren Verdrahtung der Nervenzellen ist falsch. Eine viel diskutierte Entdeckung im Jahrzehnt des Gehirns war die von teilungsfähigen Stammzellen, die sich in Nervenzellen umwandeln können. Diese Entdeckung von Stammzellen im menschlichen Gehirn hat das Paradigma, dass nach der Kindheit keine Nervenzellen mehr neu entstehen können, widerlegt. Jedoch ist die Teilungs- und Umwandlungsrate dieser Stammzellen sehr gering und eine Regeneration größerer Zellverluste durch Hirnverletzungen, Schlaganfälle oder bei der Alzheimer-Krankheit nicht möglich. Wir sind auf die Nervenzellen aus unserer Kindheit angewiesen und sollten sorgsam mit ihnen umgehen. Bisher sind Therapien mit Stammzellen zum Ersatz von Nervenzellen nur im Bereich kleiner Nervenzellgruppen erwogen und wissenschaftlich untersucht worden, zum Beispiel bei der Parkinson-Krankheit, die unsere Bewegungsabläufe betrifft. Seriöse Studien werden ohne Kosten für die Teilnehmer von Universitätskliniken durchgeführt. Leider finden sich in diesem Gebiet auch viele zweifelhafte, gefährliche Therapieangebote, die als nützliche Therapien an verzweifelte Betroffene verkauft werden. Die Vorstellung, in Zukunft auch in großem Maße Nervenzellen austauschen zu können, wirft aber auch die Frage auf, ob dies die Person im Innersten verändern würde. Wir wissen nicht *wie*, aber wir wissen, *dass* das Gehirn unsere Identität bewahrt.

Glück suchen oder Gefahr vermeiden?

Das Gehirn belästigt uns nicht mit allem, was unsere Sinne wahrnehmen. Am wenigsten filtert es den Geruchssinn. An einem Parfüm kann für ein ganzes Leben eine Erinnerung hängen. Den Geruch einer Kläranlage wird man nie ausblenden können, eher gewöhnt man sich an die Geräusche, die von einer Bahnlinie ausgehen.

Aber unser Gehirn hilft uns, positive Erfahrungen zu machen und negative zu meiden. Die Erfahrung von Glück ist ein nur schwer zu beschreibender Gefühlszustand, der über wenige Minuten, vielleicht einige Stunden andauert. Die Erfahrung von Glück setzt einen biografischen Hintergrund zur Glückserfahrung voraus, aber auch integrative sinnliche Wahrnehmung. Die Erfahrung von Glück hat auch mit der Suche nach Partnerschaft und der Sehnsucht nach Überschreitung einer individuellen Begrenztheit zu tun. Die Hoffnung auf eine Glückserfahrung ist eine der stärksten Triebfedern im jüngeren Erwachsenenalter. Eine anhaltende, dauerhafte Glückserfahrung ist vom Gehirn nicht vorgesehen. Momente des Stillstands im Glück können nur Momente sein; die Auflösung des Lebens unter Vernachlässigung der biologischen Grundbedürfnisse wie Nahrung und Schlaf in einer andauernden Glücksmeditation ist vielleicht wenigen Menschen möglich, aber dem Fortbestand der Art sicherlich nicht per se hilfreich. Die Suche nach der ununterbrochen Glückserfahrung führt zumeist in die Sucht.

Wir wissen heute, dass viele Botenstoffe beim Glücksempfinden eine Rolle spielen, zum Beispiel Dopamin. Die Suche nach endlosem Glück und nach Entgrenzung sind auch die Triebfedern von süchtigem Verhalten hin zu Alkohol, Medikamenten, Wettspielen. Auch hierbei spielt Dopamin eine wichtige Rolle. Während synthetische Suchtstoffe meist direkt Dopamin im Gehirn freisetzen, spielen bei Wettspielen indirekte andere Mechanismen eine Rolle. Die Vorfreude auf einen Gewinn kann bereits Dopamin freisetzen, auch wenn dieser Gewinn nur eine Illusion ist. So führt Sucht oft in eine Illusion, Illusion zur Enttäuschung, Enttäuschung zur Sucht nach Glück. Die Suche nach Glück ist also eine große Triebfeder und ohne ruhelose Glückssucher wäre die Erkundung der Welt nicht vorangeschritten. Doch dabei droht auch Gefahr.

Das Gehirn ist nicht alleine fürs Glück gemacht

Zwar ist das Gehirn in einen knöchernen Schädel eingebettet, trotzdem ist es ein höchst verletzliches Organ. Deshalb melden die Sinne beständig mögliche Gefahren.

Stürze aus großer Höhe, herabfallende Steine, herannahende Autos können gefährlich sein. Das Bewegungsmuster gefährlicher Tiere, zum Beispiel Schlangen, oder der Geruch von verdorbener Milch ist fest gespeichert und wird sofort als Gefahrensignal gemeldet. Für das Gehirn werden 20 Prozent der mit der Nahrung aufgenommenen Energie gebraucht, Nahrungsmangel ist eine Gefahr. Appetit ist deshalb ein notwendiger Antrieb, Appetitlosigkeit nur bei großer Not, auf der Flucht oder bei Vergiftungsgefahr sinnvoll.

Um zu vermeiden, dass unsere Suche nach Glück durch eine Unterschätzung von Gefahren früh endet, ist das Gehirn in der Lage, Angst zu empfinden. Angst hat zu vielen nützlichen Verhaltensänderungen geführt, zum Beispiel zu Geschwindigkeitsbeschränkungen, zum Einsatz von Motorradhelmen, zur Vorratshaltung von Lebensmitteln, zur Verwendung von Konservierungsstoffen, zur Vermittlung von ethischen Regeln zum mitmenschlichen Umgang, zum Aufbau einer Polizei.

Angst kann sich aber auch von den realen Umständen lösen. Wie Depressionen geraten auch Angsterkrankungen zunehmend in unserer Gesellschaft in den Blickpunkt. Und bei Depressionen im Alter spielt Angst eine große Rolle. Das Gehirn interpretiert im Alter Sinnesreize und Informationen schneller als angstbesetzt als in der Jugend. So werden plötzlich auftauchende Gesichter und uneindeutige Gesichtsausdrücke eher als bedrohlich empfunden. Im Straßenverkehr kann eine nachlassende Verarbeitungsgeschwindigkeit oft zu einer Schrecksekunde führen. Trotz der abnehmenden Zahlen für Unfalltote (in den letzten 40 Jahren von fast 20 000 auf unter 4000 im Jahr) werden Berichte über tödliche Unfälle selektiv wahrgenommen und Risiken überschätzt. Genauso werden Berichte über Raubüberfälle auf ältere Menschen im Sinne einer Bestätigung einer vorbestehenden Angstbereitschaft aufgenommen. Während in jüngeren Jahren entsprechende Berichte leichter in Form einer Risikoabwägung balanciert werden, überwiegt im Alter die Wahrnehmung zunehmender Risiken. Bei der Einschätzung der eigenen Fähigkeiten hinsichtlich der aktiven Teilnahme am Straßenverkehr könnte dies im Sinne eines konservativen Risikoverhaltens eher günstig sein. Jedoch folgt aus der angstbetonten Wahrnehmung auch eine überängstliche Bewertung des

Risikos für reisende Angehörige oder die Nutzung von Mitfahrgelegenheiten. Die stärkere Beschäftigung mit Ängsten spiegelt sich auch bei Untersuchungen zum Gehirnstoffwechsel wider, der bei den möglichen Gefahren im höheren Alter im Gegensatz zur mittleren Lebensphase in weit größerem Ausmaß aktiviert wird.

Triumph des Augenblicks, Glanz der Dauer

Das junge Gehirn reagiert stärker auf Reize, die kurzfristig zu einem Triumphgefühl führen, wie das Meistern einer Skiabfahrt, ein sexuelles Erlebnis, ein rauschendes oder rauschhaftes Fest. Das sich einstellende Glücksgefühl ist stärker als im Alter. Neben geänderten körperlichen Voraussetzungen, die vielleicht einen Abfahrtslauf oder das Feiern nach 3 Uhr morgens erschweren, und neben einer Relativierung dieser Erlebnisse durch eine längere Lebenserfahrung, reagiert das ältere Gehirn gerade im Triumph auch mit weniger Dopaminausschüttung als das jüngere. Die körperlichen Voraussetzungen zur Glücksempfindung ändern sich also. Das rauschhafte Glück des Augenblicks wird mehr durch den stärker verstandesmäßig erfahrenen Glanz der Dauer ersetzt. Trotzdem gehört auch im Alter die Glückserfahrung dazu.

Haben Sie kein Glücksgefühl, wenn Sie Verwandte und Bekannte nach längerer Zeit wiedersehen? Gab es für Sie keinen Glücksmoment in den letzten drei Monaten? – Ändern Sie Ihr Leben und holen Sie sich Hilfe. Unabhängig davon, wie alt Sie sind.

Depressionen bei anderen Erkrankungen

Es gibt Hochrechnungen bezüglich der zunehmenden Wahrscheinlichkeit von Fehlfunktionen. Demnach können Sie davon ausgehen, dass ab dem 40. Lebensjahr keinerlei Garantie für ein fehlerfreies Funktionieren Ihres Körpers mehr besteht. Verglichen mit der 10-Jahres-Garantie für Automobile ist das schon beachtlich. Angesicht der Komplexität des Gehirns ist es für dieses Organ noch erstaunlicher. Eine absolute Ehrfurcht erzeugt aber der Gedanke, dass auch noch nach 80 Lebensjahren 80 Prozent der Menschen in ihrer Denkleistung zwar verlangsamt, aber immer noch zuverlässig sind. Dies entspricht einem Borgward von 1930, der ohne Ersatzteile bis heute täglich 16 Stunden gefahren wurde und immer noch auf die Autobahn kann.

Dass in den vielen Jahren das Gehirn durch eine körperliche Erkrankung in eine Depression geraten kann, ist deshalb mehr als verständlich. Für das Gehirn haben deshalb wir, seine Träger, gute Methoden entwickelt, diese körperlichen Erkrankungen zu erkennen und zu behandeln.

Hormonbedingte Störungen

Östrogen und Testosteron

Die Sexualhormone Östrogen und Testosteron nehmen im Alter ab. Untersuchungen zum Ersatz des Östrogens nach der Menopause zur Unterstützung der Hirnleistung zeigten keine Erfolge. Es konnte bisher auch nicht nachgewiesen werden, dass die postmenopausale Hormonsubstitution zur Vermeidung einer Depression beiträgt. Bei früh oder rasch einsetzender Menopause macht es vermutlich noch am ehesten Sinn, über eine Substitution der Hormone mit einem Frauenarzt zu sprechen. Die Abnahme des Testosteron bei Männern im Alter ist individuell stark schwankend. Bisherige Studien konnten keinen Nutzen einer Testosteronsubstitution bezüglich Denkvermögen oder Depression belegen.

Schilddrüse leer, Stimmung im Keller

Im Gegensatz zu den Sexualhormonen, deren altersbedingte Abnahmen nicht zu einer Hirnleistungsstörung oder Depression führen, sind die Schilddrüsenhormone für ein gesundes Altern unverzichtbar. Eine die normale Alterung deutlich überschreitende Verlangsamung, depressive Symptome und Hirnleistungsstörungen treten als Folge einer Schilddrüsenstörung auf. Beim Auftreten einer Depression im Alter sollten die Schilddrüsenhormone kontrolliert werden.

Elfriede S.: »Ach, immer die vielen Tabletten«

Ihre Tochter musste Elfriede S. förmlich in die Sprechstunde ziehen. Elfriede S. berichtete verlangsamt und umständlich, dass sie hauptsächlich in Ruhe gelassen werden wolle. Ihre Mutter, so ergänzt die Tochter, komme kaum aus dem Bett, sei extrem langsam, vergesse viel und könne sich nicht mal aufraffen, wenn die Enkel mitkommen. Früher hätte sie einmal eine kurze Phase extremer Nervosität, Ängstlichkeit und häufigen Zitterns gehabt. Damals sei eine Behandlung der Schilddrüse mit radioaktivem Jod erfolgt. Aktuell nehme ihre Mutter keine Medikamente.

Die Blutuntersuchung ergibt einen unzureichenden Schilddrüsenhormonspiegel, wie er sich häufig nach Schilddrüsenentzündungen, Operationen oder Behandlungen mit radioaktivem Jod findet. Durch mehrere Arztwechsel und bei guter Gesundheit war eine Fortführung der Einnahme von Schilddrüsenhormonen durch Elfriede S. beendet worden, da ihr auch nicht ganz klar war, warum sie die Tabletten nehmen sollte. Sie möge nun mal keine Chemie. Da zwischen dem Ende der Hormongabe und der schleichenden Zunahme der Antriebsstörung Monate lagen, war der Zusammenhang auch nicht offenkundig. Elfriede S. spielt jetzt wieder mit ihren Enkeln – und weiß genau, warum sie ihre Schilddrüsentabletten nimmt.

Stresshormon Kortison

Kortison wird im Rahmen eines Tageszyklus mit Produktionsspitzen früh morgens und mittags gebildet. Beim Altern kommt es zu einer Abschwächung der Tagesrhythmik, ohne dass diese wesentlich für eine Depression oder eine Hirnleistungsstörung von Bedeutung ist. Wesentliche Änderungen der Kortisonspiegel entstehen aber im Rahmen ärztlicher Behandlungen wegen entzündlichen Erkrankungen, zum Beispiel Arthritis oder Asthma. Unter Kortisontherapie können gelegentlich starke Stimmungsschwankungen und Hirnleistungsstörungen auftreten.

Bluthochdruck und Schlaganfälle

20 Prozent der Energie des Körpers braucht das Gehirn. Die Blutgefäße des Gehirns altern wie andere Blutgefäße auch. Im Alter nimmt die Elastizität der Gefäße ab und macht sie anfälliger für Gefäßwandveränderungen. Ein zusätzlich bestehender Bluthochdruck beschleunigt diese Veränderungen. Gefäßwandveränderungen und ein im Alter auftretendes Vorhofflimmern erhöhen das Risiko für einen Schlaganfall. Schlaganfälle erhöhen das Risiko einer Depression erheblich. Selbst bei geringen Beeinträchtigungen durch den Schlaganfall finden sich teilweise schwerste Depressionen. Bei diesen Depressionen nach einem Schlaganfall (Post-Stroke Depression) spielt auch in unterschiedlichem Maße die Zerstörung von Hirnverbindungen eine Rolle, die Dopamin transportieren.

Depressionen bei Nervenzelluntergängen

Parkinson-Erkrankung

Eine der wenigen Nervenzellgruppen, in der im Alter häufiger Zellverluste auftreten, sind die Dopamin produzierenden Zellen des Gehirns. Übersteigt dieser Zellverlust 50 Prozent, treten Bewegungsstörungen auf. Die bekannteren Symptome der Parkinson-Erkrankung sind Zittern und Unbeweglichkeit. Aber auch Depressionen treten häufig noch vor der Bewegungsstörung bei der Parkinson-Erkrankung auf. Beim Auftreten einer Depression im Alter ist auch an eine beginnende Parkinson-Erkrankung zu denken.

Dieter H.: Zittern vor Angst

Dieter H. kommt nach seiner Ehefrau langsam ins Sprechzimmer. Bevor er sich setzen kann, fängt seine Ehefrau mit der Beschwerdeschilderung aus ihrer Sicht an. Ihr Mann sei so schrecklich langsam und verzagt geworden, nach einem Sturz traue er sich kaum mehr aus dem Haus. Gelegentlich zittere er, wohl aus Sturzangst. Früher habe er beim Fußballschauen bei einem Tor die Arme hochgerissen und spontan gejubelt. Jetzt lasse ihn dies aus ihrer Sicht kalt. Bei Beobachtung von Dieter H. fällt ein rhythmisches Zittern der linken Hand auf. Weitere Untersuchungen bestätigen den Verdacht auf eine Parkinson-Erkrankung.

Demenzen

Hirnerkrankungen, die mit einem schleichenden Nervenzelltod und einer Gedächtnisstörung einhergehen, werden Demenzen genannt. Unter dem Oberbegriff der Demenzen sammeln sich hauptsächlich drei Erkrankungen, die Alzheimer-Erkrankung, die Stirnlappen-Demenz und die Lewy-Körperchen-Demenz. Demenzerkrankungen sind zwar über das Bestehen einer Gedächtnisstörung definiert, beginnen aber schon Jahre vor dem Auftreten der Merkfähigkeitsstörung. Im Rahmen der Störung der Stirnhirnfunktion besteht im Frühstadium der Erkrankung ein erhöhtes Risiko für das Auftreten einer Depression.

Eine Klärung, ob eine Depression oder Demenz oder ein gemeinsames Auftreten von beidem vorliegt, kann zum Beispiel in einer Gedächtnissprechstunde erfolgen (siehe auch Seite 127).

Depression als Krise: die psychologisch-biografische Seite

Die Entwicklung einer befruchteten Eizelle zu einem Milliarden von Zellen umfassenden Körper ist an sich schon faszinierend. Erstaunlicher ist jedoch die Entfaltung eines vollkommen unselbstständigen Neugeborenen zu einem lebenserfahrenen Menschen. Ohne Kräfte, die die eigene biologische Ausstattung überschreiten, ist dies nicht möglich. Diese Kräfte wirken von außen, zum Beispiel von den Eltern und anderen wesentlichen Personen in Kindheit und Jugend, und von innen, in Form von willentlichen oder unbewussten Einstellungen und Entscheidungen, auf jeden Einzelnen ein.

Die Entfaltung der Persönlichkeit

Die Entwicklung jedes Menschen ist von Krisen flankiert. Aus einem unselbstständigen Kleinkind beziehungsweise Jugendlichen entsteht nach Durchschreiten der jeweiligen Krise eine höhere Qualität der Selbstständigkeit zu dem Preis der Erkenntnis einer höheren Ungeborgenheit.

Die meisten Krisen haben wir bis zum 30. Lebensjahr gemeistert, doch das Ergebnis mancher Krisen kann auch das Saatkorn späterer Depressionen enthalten. Einige Krisen kommen aber auch noch nach dem 50. Lebensjahr auf uns zu. Der berühmte Entwicklungspsychologe Erik Erikson hat diese Krisen in seinem Werk kurz und prägnant skizziert mit den Begriffspaaren:

Vertrauen ←		→ Misstrauen
Autonomie ←		→ Abhängigkeit
Anstrengungsbereitschaft ←		→ Passivität
Intimität ←		→ Isolation
Generativität ←		→ Stagnation
Integration ←		→ Verzweifelung

Krisen der Kleinkindzeit

Vertrauen ← → Misstrauen
In den ersten Lebensjahren sind wir nicht zur selbstständigen Versorgung ausgestattet. Zähne fehlen, Laufen geht nicht, Greifen klappt nicht. Neugeborene sind auf die Unterstützung ihrer Eltern, besonders in den ersten Lebensmonaten auf die Versorgung durch die Mutter, angewiesen. In dieser frühen Phase findet eine enge Bindung an die versorgenden Personen statt, deren Zuverlässigkeit Sicherheit gibt. Diese Sicherheit stärkt das Vertrauen in eine zusammenhängende Welt, eine Welt, die nicht plötzlich morgen untergeht. Es geht hierbei nicht um langfristige endzeitliche Vorstellungen. Es geht nicht darum, ob in 20 Jahren die Welt aufgrund der Umweltverschmutzung, des Klimawandels oder der Energieverknappung untergeht oder nicht. Es geht mehr um das Vertrauen, dass am konkreten morgigen Tag die Welt, wie wir sie kennen, nicht in Scherben liegt. Ein unterentwickeltes Vertrauen kann aber dazu führen, dass eine namenlose Angstbereitschaft besteht, eine Angst, dass morgen die Welt ihren Zusammenhalt verloren haben wird. Dies kann die Keimzelle einer ängstlich-depressiven Entwicklung im Alter sein.

Adolf G.: Namenlos

Adolf G. wacht nachts auf und schreit. Das hat er schon früher immer wieder phasenweise für einige Wochen getan, seit dem Herzinfarkt vor drei Jahren geschieht es aber durchgehend, Nacht für Nacht. Seine Mutter nannte ihn noch Adolf, bevor sie bei einem Bombenangriff ums Leben kam, der Vater blieb im Krieg. Verschiedenste Verwandte, die selbst ausgebombt und überlastet waren, kümmerten sich um ihn. Er hat Erinnerungen an die weiße Flagge auf dem Rathaus, die er aber wahrscheinlich vielen Erzählungen verdankt. Damals sei er zwei Jahre alt gewesen. Ansonsten könne er sich an nichts aus Kindergartenzeit oder Schule erinnern. Er habe keine Angst vor dem Tode. Dass der Infarkt ein Warnschuss gewesen sei, wisse er. Er habe sofort mit dem Rauchen aufgehört, die ärztlich empfohlene Diät aufgrund seiner Appetitlosigkeit sei kein Problem. Die Ärzte seien auch bezüglich des Herzens optimistisch. Aber es sei ihm auch egal, ob er noch länger lebe. Er habe keine Lust aufzustehen, auch das Kartenspielen habe er aufgegeben. Nichts mache ihm wirklich Freude. Im Gegensatz zu früher müsse er häufig bei Tierfilmen weinen, Kriegsfilme könne er gar nicht mehr aushalten. Dies alles sei vor drei Jahren noch ganz anders gewesen. Oft habe er ein namenloses Gefühl aus Angst und Schwindel.

Autonomie ← → Abhängigkeit

Ist das Vertrauen gesichert, dass die Welt nicht im nächsten Augenblick in Scherben zerfällt, beginnen Kinder ihre Selbstständigkeit zu erproben. Das Schicksal, zu einem Individuum bestimmt zu sein, erlaubt hier im besten Fall den Beginn einer Selbstentfaltung. Die keimende Selbstständigkeit, Versuche, ohne die Betreuungsperson aktiv zu sein, können durch die Umwelt gefördert oder beschränkt werden. Wer lernt, auch alleine erfolgreich handeln zu können, der fühlt sich durch sein Handeln selber bestärkt. Kinder, die wenig Gelegenheit haben, sich unabhängig vom Handeln ihrer Betreuungsperson als effektiv zu erleben, werden immer unsicher über das eigene Handlungsvermögen sein. Hier kann der Beginn einer Linie zur Entwicklung einer abhängig-selbstunsicheren Persönlichkeit gelegt werden. Diese Persönlichkeitszüge können im Alter die Entwicklung einer Depression begünstigen.

Andererseits kann ein übergroßes Autonomiestreben die Annahme von Hilfe erschweren. Dies kann bei der erhöhten Wahrscheinlichkeit für einen neu auftretenden Hilfsbedarf im Alter ein depressionsauslösender und -erhaltender Faktor werden.

Antonia F.: »Vater wird es richten«

Antonia F. sah ihr Leben als glücklich an, jedenfalls für lange Zeit. Geboren als Tochter eines Eisenwarenhändlers wuchs sie gemeinsam mit ihrem älteren Bruder in wohlbehüteten Verhältnissen auf. Der Bruder war früh für die Übernahme des elterliche Geschäfts bestimmt und konnte im Sinne von »Lehr- und Wanderjahren« die verschiedensten Zulieferer und Kunden besuchen. Antonia besuchte eine Realschule und bekam Musikunterricht, ihr Vater sah ihre Zukunft eher in einer vernünftigen

Ehe. Die Welt draußen – und der Vater und Bruder kamen ja weit herum – sei eher feindselig und man müsse sich durchkämpfen. Durchkämpfen musste sich Antonia nicht, sie blieb am Ort und war durch die guten Einkünfte des elterlichen Geschäfts auch ohne eigene Berufsausbildung oder Tätigkeit abgesichert. Schließlich heiratete sie mit mehr als nur Zustimmung ihrer Eltern den Sohn eines vermögenden Zulieferers. Sie würde ihr Eheleben mit zwei eigenen Kindern als ähnlich zu dem Eheleben ihrer Eltern bezeichnen. So wie ihr Vater gab ihr Mann die Richtung vor. Zu seinem 65-jährigen Geburtstag eröffnete ihr Ehemann ihr, dass er sich trennen werde. Die Kinder waren nicht überrascht. Antonia F. würde rückwirkend sagen, dass sie es sich selber über 40 Jahre wohl nicht erlaubt hätte, etwas die Harmonie störendes an ihrer Ehe wahrzunehmen. Seit fünf Jahren ist sie depressiv. Eine depressive Verstimmung nach einer Trennung oder einem Todesfall ist normal, nach mehr als einem Jahr jedoch krankhaft.

Dieter K.: Tarzan hat es auch alleine geschafft

Der Knochenbruch des rechten Handgelenks nach dem Sturz auf der Treppe heilte sehr gut und die Mitarbeit bei der Krankengymnastik klappte gut. Die Sozialarbeiterin fragte ihn noch, ob etwas für die Entlassung organisiert werden müsste. Nein, danke, alles würde schon klappen. Drei Monate später wurde der Hausarzt zu Dieter K. gerufen, der erneut im Treppenhaus gestürzt war. »Geben Sie sich keine Mühe mit mir«, sagte Dieter K., »das alles macht ja keinen Sinn mehr.« Die Wohnung von Dieter K. entsprach dem Verwahrlosungszustand wie bei funktioneller Einarmigkeit. Der alte Handgelenksbruch zeigt beim Röntgen im Krankenhaus eine fehlende Ausheilung bei zu früher Überbelastung mit beweglichen Bruchenden. Fremde Personen zur Unterstützung der Haushaltsführung? Niemals!

Anstrengungsbereitschaft ← → Passivität
Autonomes Handeln kann von den Betreuungspersonen nicht nur erlaubt oder verhindert werden, autonomes Handeln kann auch beachtet und belohnt werden. In dieser Phase wird die Grundlage zu einer aktiven Lebensgestaltung gelegt, aber auch zu einem überhöht ungesunden Leistungsstreben oder einer passiven Lebensführung. Nicht jedes Kindergartenbild sollte als Picasso gelobt werden. Die fehlende Beachtung einer kindlichen Produktion ist aber sicher schlechter als eine kritische Bemerkung. Ein erhöhtes ungesundes Leistungsstreben auf der einen Seite sowie fehlende Eigenimpulse zur Lebensgestaltung auf der anderen Seite können im Alter erneut als Risikofaktoren für eine Depression auftreten.

Peter B.: Nur A12

Peter B. schläft schlecht, kann sich zu nichts aufraffen und mag morgens nicht in den Spiegel schauen. »Versager«, ist sein Gedanke dabei. Dabei war er guten Mutes nach der Trennung von seiner Frau und der späteren Pensionierung in den netten kleinen Kurort mit den vielen

Freizeitmöglichkeiten gezogen. Endlich frei. Aber das neue Rennrad wurde nur von den Kellerspinnen benutzt und die Schwimmbadjahreskarte hatte sich nicht rentiert. Schnell hatte Peter B. alle Nachbarn in dem Haus mit den neuen Eigentumswohnungen kennen gelernt. Alles ehemalige Beamte wie er. Und so wie Hunde Duftspuren entschlüsselten, wusste er innerhalb kurzer Zeit, dass alle erfolgreicher waren und alle über die Karrierestufe A12 hinausgestiegen waren. Alle bis auf ihn, den Versager. Und dann gab es welche, die hatten auch noch nette Frauen, größere Autos, konnten besser schwimmen ...

Die alleinige Auslösung einer Depression durch das dauernde Vergleichen mit Menschen, denen es vermeintlich besser geht, ist unwahrscheinlich. Für Menschen mit einer entsprechenden Persönlichkeitsstruktur ist dieses Vergleichen aber eine gute Übung zum Unglücklichsein, die auch in eine Depression übergehen kann.

Krisen im Jugendalter

Intimität ← → Isolation

Nach den oben besprochenen, zum Teil für die Außenwelt nur eingeschränkt wahrnehmbaren Krisen, kommt mit der Pubertät eine auf Gesellschaftsebene wahrgenommene und regelhaft auftretende Krise. Es geht um diese Frage: Wie ist Intimität möglich? Hier summiert sich die bisherige Entwicklung mit ihren Teilbausteinen Vertrauen, Autonomie und Aktivität. Gelingt die Entwicklung, wird die Krise gemeistert, dann ist Partnerschaft möglich. Die Persönlichkeit festigt sich zunehmend. Pubertierende dürfen noch Kind sein, können aber auch schon Erwachsensein spielen, gesellschaftliche Rollenzuschreibungen sind noch flexibel. Freiräume lassen Freiheiten zu, mit denen umzugehen gelernt werden muss. Zunehmend wird Verantwortung für die eigene Person, aber auch für die persönliche Zukunft gefordert. Gelingt dies, ist eine persönliche Freiheit erreicht, die zu einer Partnerschaft befähigt – eine Partnerschaft, in der Vertrauen und Autonomie möglich sind. Ein Nichtgelingen kann der Ausgangspunkt für eine ungesunde Bindung an die Ursprungsfamilie, für eine asymmetrische Partnerschaft und/oder für eine lebenslange Isolation sein.

Birgit V.: »Warum bin ich allein geblieben?«

Die Verzweifelung, Trauer und Niedergeschlagenheit passten zu dem Tod eines Liebespartners. Aber all dies nach dem Tod eines Hundes, der auch noch zwei Jahre zurückliegt? Birgit V. fragte sich auch selber, warum sie so niedergeschlagen sei. Die Ehe ihrer Eltern ließe sie nach eigenen Angaben als Vorbild gelten – nur dass sie im Gegensatz zu ihrer Mutter natürlich berufstätig geblieben sei. Sie habe 45 Jahre als Chefsekretärin gerne und sehr gut gearbeitet, was bis auf ihren letzten Chef auch alle anderen anerkannt hätten. Dem letzten jungen Chef war sie wohl etwas zu alt. Dabei habe sie als Jugendliche blendend ausgesehen, in der Tanzschule sei sie immer umringt gewesen von jungen Männern. Sie habe auch Freunde gehabt, einer sei so zudringlich gewesen, dass sie halb gegen ihren Willen intim geworden sei. Seitdem habe sie Wert auf Abstand gelegt, sei nie mehr mit einen Mann auf sein Zimmer gegangen oder habe ihn zu sich eingeladen. Sie sei eher von den lauten und sich aufplusternden Männern umgeben gewesen, für die sie als der kalte blonde Engel galt. Mit den ruhigeren Männern, die sie interessiert beobachteten, sei sie nie in Kontakt gekommen. Einmal habe sie sich auch, wenn sie dass jetzt so mit 68 Jahren sagen dürfe, in ein Mädchen verliebt. Und jetzt – jetzt stehe sie ohne ihren Hund ganz allein da.

Krisen im Erwachsenenalter

Der Kampf um die Sinnfrage wird oft in der Pubertät vehement geführt, eine definitive Antwort fehlt. Die Aktualität der Sinnfrage nimmt nach dem 25. Lebensjahr und im höheren Alter ab – kann in der Depression aber als extreme Verzweifelung wieder erscheinen. Obwohl es auf die Sinnfrage keine Standardantwort gibt und sie letztendlich ungelöst bleibt – vereinzelt kann die Zuwendung zu einer Religion oder Weltanschauung als individuelle Lösung empfunden werden –, steht mit dem Abschluss der Pubertät ein anderes Thema ganz oben auf der Tageslosung: Weiterentwicklung, Produktivität, Generativität.

Generativität ← → Stagnation

Nach dem 25. Lebensjahr ist die Zeit, in der Kompromisse zwischen dem Individuum und der Partnerschaft, dem Individuum und der Gesellschaft gefunden werden müssen.

Persönliche Entwicklung hängt hier in starkem Maße von den gesellschaftlichen Zeitumständen ab. Als kulturelle Errungenschaft muss die Emanzipation in der Partnerschaft und die zunehmende Chancengleichheit in Bildung und Beruf gesehen werden. Die über 60-Jährigen können noch von ausgeprägten geschlechts- und schichtenabhängigen Benachteiligungen berichten. Nicht dass dies jetzt alles vollkommen überwunden ist, aber ein Blick zurück lässt sehen, welch weiten Weg wir zurückgelegt haben und welche Kompromisse der jetzigen Rentnergeneration aufgezwungen wurden. Fremdbestimmte Rollenfestlegungen ließen wenig Spielraum für Frauen oder für Kinder aus Familien mit geringem Einkommen. Die Behinderung in den Entfaltungsmöglichkeiten führt oft zu einer Verbitterung, die um den Zeitpunkt der Berentung eine Depression begünstig.

Generative Produktivität ist nicht nur die Fähigkeit, durch die Geburt eines Kindes die Rolle einer Mutter oder eines Vaters einzunehmen. Kinderlose Menschen können genauso im Rahmen pädagogischer, wissenschaftlicher, gesellschaftlicher oder wirtschaftlicher Aufgaben eine generative Produktivität erfüllen. Berufserfahrene Menschen, die in ihren Betrieben Wissen an die jüngeren Mitarbeiter weitergeben, erfüllen eine generative Produktivität. Generative Produktivität meint also die Tätigkeiten eines Menschen, die über die unmittelbare Bedürfnisbefriedigung hinaus ein aus sich selber heraus wachsendes Zeichen in die Zukunft setzen. Kein starres, steinernes Denkmal, sondern einen Entwicklungskeim. Generativität ist nicht der Versuch, die eigene Endlichkeit durch eine Verlängerung seiner eigenen Person durch seine Gene oder Werke in die Ewigkeit zu sichern. Generativität ist wie der Apfelbaum, den Luther kurz vor dem Weltuntergang pflanzen will. Generativität ist unser Tribut an ein Urvertrauen, dass keine Begründung braucht. Die Sinnfrage tritt oft davor in den Hintergrund.

Gelingt Generativität nicht, so können anhaltende Sinnkrisen folgen, besonders stark ausgelöst durch eine fehlende berufliche Bestätigung, eine scheiternde Partnerschaft, einen unerfüllten Kinderwunsch. Schon im mittleren Alter, teils als Midlife-Crisis bezeichnet, können dadurch schwere Krisen entstehen. Aber auch im Alter kann einen dieses Thema wieder einholen. Die Firma, in die man seine Energie steckte, schickt einen sang- und klanglos in die Rente. Das Partnerschaftsprojekt, per se ungeeignet für eine generative Produktivität, zerbricht auch nach langen Ehejahren oder der Partner verstirbt. Der spontan geäußerte Wunsch, vor dem Partner zu sterben, weist immer auf eine unreife Partnerkonstellation hin, wobei die Formulierung des Gegenteils, der Wunsch, den Partner zu überleben, als unschicklich gilt. Statistisch betrachtet werden aber 80 Prozent der Frauen ihre Ehemänner überleben, da sie bei Heirat meist jünger sind und eine höhere Lebenserwartung haben.

Georg E.: Wer zuletzt lacht

Nach der Grundschule aufs Gymnasium, weder für ihn noch für einen seiner Kameraden war das eine vorstellbare Möglichkeit. Wer in diesem Vorort wohnte, ging mit 16 Jahren spätestens in die Fabrik. Aber Georg E. lernte rasch das Schlosserhandwerk, auch wenn sein Ausbilder ihn mit blöden Lateinsprüchen aus dessen Gymnasialzeit nervte und dachte, wer zuletzt lacht, lacht am besten. Nach einigen Umwegen über die Meisterschule und weiteren Kursen war er selber in die Ausbilderposition aufgestiegen. Er war auch beim Aufbau eines Zweigwerks im Ausland dabei, lernte Englisch und Betriebswirtschaft. Dann kamen die ersten Computerkurse und Georg E. entwickelte ein Talent für die neue Technik. Mit 40 Jahren musste er jedoch hören, dass man für die Position, für die er sich im Betrieb beworben habe, nur noch studierte Fachkräfte nehme. Mit 45 Jahren wurde ein Antrag von ihm für eine Weiterbildungsveranstaltung abgelehnt. Mit seiner Grundausbildung und in dem Alter mache das keinen Sinn. Mit 53 Jahren wurde er nach einer erstmaligen längerfristigen Krankschreibung wegen Magenbeschwerden zum Personalchef gerufen. Er wurde gefragt, ob er sich nicht vorstellen könne, langsam in Rente zu gehen, er sei ja schon ein langjährig verdienter Mitarbeiter. Obwohl, wie es der Personalchef mehrfach vorrechnete, die Vorruhestandsregelung finanziell keine Nachteile brachte, lehnte er ab. Das Magengeschwür flackerte wieder auf. Mit 60 Jahren nahm er eine Vorruhestandsregelung an. Verabschiedet wurde er von dem neuen jungen Manager für »Human Resources« mit einigen launigen lateinischen Zitaten. Seither fühlten sich seine Arme und Beine schwer wie Blei an.

Petra S.: Die Enkel am Nachbargrab

Petra S. hatte Gewicht verloren und zahlreiche Untersuchungen wegen einer möglichen körperlichen Erkrankung durchführen lassen. So viele Untersuchungen hatte sie zuletzt mit 35 Jahren über sich ergehen lassen, als der Kinderwunsch unerfüllt blieb. Mit 25 habe sie geheiratet, mit 30 ihren Beruf als Krankenschwester auf Wunsch ihres Mannes aufgegeben, um auf ein Kind zu warten. Mit 40 hätte sie gerne noch mal in ihrem Beruf angefangen, sich vielleicht zur Lehrschwester weitergebildet. Ihr Mann aber verdiente gutes Geld und wollte nicht, dass sie wegen ihres Schichtdienstes nicht zu Hause sei, wenn er käme. Sie verbringe viel Zeit am Grab ihrer Eltern, die vor elf Jahren hochbetagt starben. Das Nachbargrab wird schon von Enkelkindern gepflegt. Seit zwei Jahren sei ihr Mann berentet und schaue bei jedem Spaziergang interessiert in jeden Kinderwagen.

Integration ← → Verzweifelung

Am Lebensabend ziehen alle Menschen in der einen oder anderen Weise Bilanz. Diese Lebensbilanz weist Fakten und Bewertungen auf, wobei die Fakten durch die Erinnerungsarbeit ausgewählt sind und die Bewertungen starken biografischen und sozialen Einflüssen unterliegen. Die in bester Buchhaltermanier gebräuchliche Bewertung durch Geld wird kein Mensch für geeignet halten. Denn jeder Mensch weiß, dass wir unsere Lebensbilanz am Ende nicht mit einem Sparkonto ausgleichen können. Der Satz, dass wir die erste Hälfte der Lebenszeit damit verbringen, Geld anzuhäufen, um in der zweiten Hälfte festzustellen, dass wir für Geld keine Lebenszeit kaufen können, stimmt. Zwar leben reichere Menschen weltweit, aber auch innerhalb Deutschlands etwas länger, aber es geht bei dem Begriff »Lebenszeit« mehr um das Leben als um die Zeit.

Die Bewertung der Lebensbilanz kann also nicht in Geld erfolgen; sie erfolgt in einer sehr persönlichen Gesamtsicht des eigenen Weges. Eine Patentanleitung, wie eine gelungene Lebensbilanz aussieht, gibt es auch nicht. Während sich zum einen die Fakten des Lebens anhäufen, formt sich zum anderen auch der persönliche Werteraum des einzelnen Menschen, der als Einziger auch in der Lage und berechtigt ist, seine eigene persönliche Bilanz über sein Leben zu ziehen. Mit wachsender Lebenserfahrung wissen die meisten Menschen, dass es unmöglich ist, für einen anderen die Bilanz zu ziehen. Fremdbeurteilungen wie »Der hat aber ein viel schöneres Leben gehabt als ich« oder »Dessen Leben ist verkorkst« weisen eine gewisse Unreife auf. Außerdem ist der Weg ins Unglücklichsein mit vielen dieser Vergleiche gepflastert.

Verbitterung

Die Entwertung der bisherigen Lebensleistung oder der eigenen Fähigkeiten ist eine Art von Teilhabestörung (mehr dazu ab Seite 85). Eine versagte berufliche Anerkennung beziehungsweise stärker noch die Aberkennung einer Leistung kann zu schweren Verbitterungen führen, die von Depressionen überlagert werden können. Die trifft insbesondere Menschen, die alleine den beruflichen Lebensbereich als wesentlich für ihr Selbstbild ansehen. Aufgrund des klassischen Rollenverständnisses sind damit besonders Männer gefährdet. Eine starke Entwertung und Verbitterung entstand zum Beispiel nach der Wiedervereinigung Deutschlands, wo viele Menschen ihren Lebensweg und ihre Lebensleistung selbst neu bewerten mussten und sich auch einer veränderten Fremdbewertung ausgesetzt sahen.

Anna Z.: »Für irgendetwas wird es schon gut gewesen sein«

Anna Z. feierte ihren 70. Geburtstag in großem Kreise. Viele jüngere Menschen aus ihrem Kreis für verwaiste Eltern waren dabei. Sie selber hatte ihre Tochter verloren, als sie 49 Jahre alt war, es war ein Autounfall. Ein Jahr lang war sie versteinert gewesen, dann kam sie langsam wieder zu sich. Ihr Mann hatte ähnlich große Schwierigkeiten, flüchtete sich aber in die Arbeit. Der große Sohn ging zu der Zeit aus dem Haus. Anna Z. und ihr Mann nahmen Gespräche mit einer Beratungsstelle wahr, aber sie fühlten sich unverstanden. Schließlich trennte sich das Paar ohne Streit oder große Gefühle. Anna Z. gründete eine Selbsthilfegruppe für Menschen, die ein Kind verloren hatten. Und während neue Mütter und Väter kamen und gingen, mal eins, zwei oder fünf Jahre dabei blieben, blieb sie dauerhaft die Anlaufperson. An ihrer Arbeitsstelle als Lehrerin lernte sie einen neuen Kollegen kennen und ging eine neue Partnerschaft ein. Ihr Partner, ihr Exmann mit neuer Partnerin und ihr Sohn mit Familie waren beim 70. Geburtstag dabei. Sie sei in ihrem Leben phasenweise sehr unglücklich gewesen, sagte Frau Z., sie habe sehr hart lernen müssen, Unveränderliches zu akzeptieren. Dazu habe sie sich verändern müssen. Diese Lebensveränderungen seien aber letztendlich gut.

Eva P.: Keine Schicksalsschläge

Eva P. sitzt – wie oft seit sechs Monaten – im Wartezimmer: Kopf- und Bauchschmerzen, Antriebsstörung und Weinattacken. Vor einem halben Jahr traf sich ihr Schuljahrgang: 50 Jahre nach dem Abitur. Maria hatte nach dem Abitur studiert, sie hatte etwas aus sich gemacht. Heinz brachte seine blendend aussehende Frau mit, kein Wunder, dass es damals mit ihr und Heinz nichts wurde. Sieglinde zeigte Bilder von ihrem Ferienhaus und ihrem Segelboot. Trudes Sohn war Professor an der Universität. Sie ließ das Bild, wo Sie mit ihrem Mann und ihrer Tochter vor ihrem kleinen Reihenhaus stehen, in der Handtasche. Sie empfand ihren Lebensweg als niederschmetternd. Und während sie auf der Toilette weinte, kamen ihr alle Gelegenheiten in ihrem Leben wieder in Erinnerung, an denen Sie versagt und nicht die Chance ergriffen hatte, etwas aus ihrem Leben zu machen.

Geschlechtsspezifische Faktoren

Gerade in der biografischen Entwicklung finden sich viele geschlechtspezifische Elemente wieder. Während biologische Einflüsse der geschlechtsspezifischen Entwicklung bis auf einen Trend zu einem immer früheren Einsetzen der Pubertät über die Jahrhunderte recht konstant geblieben sind, hat sich die soziale Rollenerwartung in den letzten 50 Jahren rasant gewandelt. Jeder Mensch ist aber sehr stark den Rollenerwartungen seiner Jugend verhaftet. Diese Rollenerwartungen und Erziehungsfaktoren beeinflussen uns auch im späteren Leben. Viele der oben angeführten Beispiele würden bei einer Verfremdung der realen Geschichte, bei der auch das Geschlecht ausgewechselt wird, nicht mehr stimmig wirken. Das Spiel von Tarzan und Jane ist aber nicht nur ein historisches Beispiel, sondern auch sehr gut in unserer Zeit auf allen Altersebenen zu beobachten. Frauen befinden sich viermal häufiger in Behandlung wegen einer Depression. Männer sterben öfters durch Selbsttötungen. Tarzan geht nicht gerne in Behandlung und Jane hat die Hilflosigkeit erlernt. Auch wenn Sie jetzt darüber schmunzeln können, es ist nicht einfach, sich über diese Rollenerwartungen hinwegzusetzen, insbesondere wenn sie unsere frühe Biografie bestimmt haben.

Persönlichkeit und Denkstile

Die Unterschiedlichkeit der Menschen in ihrem Temperament und die bevorzugten Denkstile und Verhaltensweisen tragen zu der unverwechselbaren Persönlichkeit jedes Einzelnen bei. Jeder Persönlichkeitszug, Suche nach Sicherheit, Autonomiebedürfnis und so weiter, ist in mehr oder weniger balancierter Weise mit anderen Persönlichkeitszügen jedem Menschen eigen. Unbalancierte Persönlichkeitszüge, zum Beispiel stark ängstlich-vermeidende Anteile, können aber als Risiko für eine Altersdepression wirken.

Obwohl das Unternehmen »Persönlichkeitsentwicklung« in seinem Ausmaß und in seinen Risiken eher dem Apollo-Mondfahrtprogramm ähnelt, geht es doch meistens erstaunlich gut. Die Begleiter dieses Unternehmens, Eltern, Erzieher, Lehrer, sind oft zwischen einem Urvertrauen in die guten Entwicklungskräfte der heranreifenden Persönlichkeiten und einem Zweifel an den eigenen Unterstützungsfähigkeiten hin- und hergerissen. Im weitaus häufigsten Regelfall gilt: Die Eltern taten ihr Bestes. Wenn das Beste vielleicht nicht das Allerbeste war, so lag zumeist keine schädigende Absicht vor – vielleicht konnten es die Betreffenden nicht besser. Aber wir ändern uns auch mit jedem Tag und jedem Jahr. Auch im höheren Lebensalter kann die Persönlichkeit noch wachsen.

Einflüsse historischer Gegebenheiten

Bei der Behandlung depressiver Erkrankungen im Alter ist es immer auch entscheidend, sich vor Augen zu halten, dass Menschen, die jetzt im 6., 7. oder 8. Lebensjahrjahrzehnt stehen, ganz unterschiedlichen prägenden Einflüssen in ihrer Entwicklung ausgesetzt waren.

Führen Sie sich die Unterschiedlichkeit der Einflüsse einmal vor Augen: Während zum Beispiel der Jahrgang 1910 durch die Wirtschaftskrisen zwischen den Weltkriegen in Deutschland bezüglich ihres Eintritts in die Erwerbstätigkeit stark beschnitten war, sind diesbezüglich die Jahrgänge 1930 und jünger durch die relativ stetige

Geburtsjahrgang			Zeitgeschichte
1930	1940	1950	
Kindheit			Weltwirtschaftskrise, Hindenburg Reichskanzler
			Drittes Reich, Hitlerjugend, BDM, Gleichschaltung
Übergangs-Phase	Kindheit		2. Weltkrieg, Russlandfeldzug, Bombenkrieg, Vertreibung
			Kriegsende, Deutsche Teilung, Währungsreform, Adenauer Kanzler
Erwerbstätigkeit	Übergangs-Phase	Kindheit	Wirtschaftswunder, Wunder von Bern, Kalter Krieg
			Einmarsch in Ungarn, Der 1 000 000. VW Käfer
Generative Phase	Erwerbstätigkeit	Übergangs-Phase	Mauerbau, Kubakrise, Beatles, Contergan
			Studentenproteste, Vietnamkrieg, 1. Mondladung
	Generative Phase	Erwerbstätigkeit	Gleichberechtigung, Pille, Ölkrise
			VW-Golf – erste Modellserie, SS20-Atomraketen in Europa
		Generative Phase	HIV entdeckt, Kohl wird Kanzler, Grüne im Parlament
			Tschernobyl, Windows für Computer
Ruhestand			Ende des Kalten Krieges, Wiedervereinigung
			Ende der Ära Kohl, Mobiltelefone, SMS
	Ruhestand		Einführung des Euro, Anschläge vom 11. September 2001
			Börsencrash, Inflationsdiskussion, Rentendiskussion

wirtschaftliche Entwicklung in der jungen Bundesrepublik geprägt.

Der Erziehungsstil der frühen Kinderjahre zwischen den Jahrgängen 1930, 1940 und 1950 unterscheidet sich noch drastischer. So ist der Erziehungsstil für die Kinder des Jahrgangs 1930 durch die Erfahrung der wirtschaftlichen Not der Elterngeneration im 1. Weltkrieg geprägt. Diese Prägung wird durch die Erfahrung eigener Not in der eigenen Pubertät, die in die Phase des Endes des 2. Weltkriegs fällt, verstärkt. Wirtschaftliche Unsicherheiten werden von diesem Jahrgang stark als Verunsicherung erlebt. Der Jahrgang 1950 hingegen hat nach einer Kindheit in den Wirtschaftswunderjahren als Generation genommen nur geringe Verunsicherungen erleben müssen.

Einzelschicksale können aber erheblich von diesem zeitphasentypischen Verlauf abweichen. Die Erfahrung materieller Notlagen bei insgesamt prosperierender Umgebung können besonders prägend sein, wogegen eine gemeinschaftliche generelle Notlage weniger als persönlich bedingt wahrgenommen wird.

Insgesamt findet sich in den letzten Jahrzehnten eine Wandelung an die Erwartungen in Kindergarten und Schule. Während die Zwecke Verwahrung und Vermittlung von Disziplin und Fakten in den Hintergrund treten, ist in den letzten 100 Jahren generell eine Tendenz zu einer Betonung des Erziehungszieles zu einem selbstbestimmten Menschen vorherrschend. Phasenweise bestehende Gegenbewegungen und Anmahnungen einer mehr disziplinorientierten Schule sollten den Blick nicht auf diese generelle Linie verstellen. Viele heute berentete Menschen kennen den Gebrauch von körperlichen Züchtigungen noch als akzeptierte Mittel der Schulerziehung. Gleichzeitig findet sich auf Seiten der Eltern und allgemein in der Gesellschaft ein zunehmender Aufschub hinsichtlich des Zeitpunkts, zu dem man erwartet, dass die Nachkommen in eine finanzielle Unabhängigkeit entlassen werden können. Auch diese seit 100 Jahren generelle Linie soll nicht vor dem laufenden Thema verkürzter Schul- und Studienzeiten verkannt werden. Zusätzlich verändert sich mit jedem Geburtsjahrgang auch erheblich die Freizügigkeit im Umgang mit Sexualität, Alkohol, Zigaretten, Drogen oder die Vielfältigkeit sozialer Wohnformen. In einer gemischtgeschlechtlichen Wohngemeinschaft zu leben ist für eine Frau des Jahrgangs 1930 kaum denkbar, bei Jahrgang 1940 vorstellbar, bei Jahrgang 1950 vielleicht schon eine eigene persönliche Erfahrung aus Studienjahren.

Depression als Teilhabestörung: allein, arm, abgeschrieben

Jeder Einzelne ist angewiesen, in einer ihn stützenden Gemeinschaft zu leben. In guten Tagen können wir uns der Illusion hingeben, es alleine zu schaffen, auf niemanden angewiesen zu sein oder keinen zu brauchen. Gerade Männer pflegen diese Illusion, der einsame Cowboy ... Dabei ist wohl kein Wesen so auf Gemeinschaft ausgerichtet wie der Mensch.

Der Begriff »Mutterseelenallein« ist nicht ein verzweifelter Ruf nach der Mutter. Der Begriff leitet sich aus einer Fehlübersetzung vereinsamter französischer Hugenotten, die nach Preußen flohen, ab. »Moi tout seul« – »Ich, ganz allein«, und mit etwas neuer Deutschkenntnis schoben die Migranten dann vielleicht nach »Moi tout seul – allein«. »Mutterseelenallein« wurde nicht nur sprachlich, sondern auch im umfassenden Sinne verstanden, und die Neuschöpfung fand Eingang in die deutsche Literatur des 19. Jahrhunderts.

Bei kleinen Kindern sind Isolationsfolgen gut bekannt. So ergaben Untersuchungen in Waisenhäusern, das dass Gedeihen von Säuglingen von den Sozialkontakten abhängt und sonst auch bei ausreichendem Nahrungsangebot gestört ist. Aber auch im höheren Alter ist jeder von uns auf Kontakte angewiesen. Die Teilhabe an einem Gemeinschaftsleben ist nicht nur eine sozialwissenschaftliche Konstruktion; sie ist ein Überlebensfaktor wie die Luft zum Atmen oder das Wasser zum Trinken, aber sie ist nicht überall vorhanden.

Der Satz, dass die Familie die Grundeinheit der Gesellschaft ist, stimmt sicherlich, aber welche Stabilität und Beständigkeit weist diese Grundeinheit auf? Die Dynamik der Entwicklung der letzten Jahrzehnte ist durch das Aufbrechen von Familienstrukturen gekennzeichnet. In der Phase der Ausbildung und des Berufslebens hat Mobilität eine hohe Priorität. Hohe Trennungsraten und zunehmende Scheidungen auch nach der Silbernen Hochzeit sowie ein stetig steigender Anteil an Ein-Personen-Haushalten zeigen die Gefahr der Vereinzelung auf. Dieser Gefahr kann nur durch Schaffung und Erhalt eines öffentlichen Raumes begegnet werden, in dem Gemeinschaft erlebt werden kann. Die Idee von Jugendtreffs und Altenbegegnungsstätten knüpft an dieses Bedürfnis an. Unausgesprochen liegt für die Altersgruppe zwischen jung und alt die Vorstellung zugrunde, dass eine Berufstätigkeit oder Familienphase für genug soziale Einbindung sorgt. Es gibt aber etliche Berufe, die Schichtarbeit erfordern, und reduzierte Berufstätigkeit durch Arbeitslosigkeit sowie die Neigung von Firmen, sich von Mitarbeitern über 50 Jahren zu trennen; von daher ist die Annahme einer genügend starken sozialen Integration während der mittleren Lebensphase oft verfehlt.

Eine Störung der Teilhabe kann sich aus vielen Gründen entwickeln: körperliche Gebrechen und fehlende behindertengerechte Bewegungsmöglichkeiten, Migration und fehlende sprachliche Kommunikationsfähigkeiten, gesellschaftlicher Ausschluss aufgrund von Vorurteilen oder fehlenden finanziellen Mitteln zur Teilhabe, Selbststigmatisierung und Selbstisolation. Wer noch das Gefühl kennt, beim Ballspielen als Kind keinen Ball zugespielt zu bekommen oder bei einer erwarteten Geburtstagseinladung nicht berücksichtigt zu werden, der weiß, wie ein Ausschluss von der Teilhabe schmerzen kann. Oft wird die Ohnmacht gegen den Ausschluss auch durch die Selbsttäuschung gemindert, dass es gar nicht toll sei, dabei zu sein, dass man eine Einladung sogar abgelehnt hätte. Dabeisein ist nicht alles, aber dabei sein können, wenn man will, das ist wichtig. Die Entwicklung der Menschheit beruht auf der Sprache, und Sprache hat nur einen Zweck: Mitteilung an andere geben. Mitteilungen führen dazu, dass man etwas mit anderen teilt. Zahlreiche Gleichnisse und Sprichwörter spielen auf dieses lebenswichtige Teilen an – nicht zuletzt das Wort, dass geteilter Schmerz nur halber Schmerz sei.

Rainer R.: Vom Land in die Stadt

Damals in den 1970er Jahren waren nach der Scheidung die Kinder selbstverständlich bei seiner Frau geblieben. Er war, wie es hieß, »nicht schuldig«. Aber er konnte auch nicht in dem Dorf seiner Kindheit bleiben, wo alle wussten, dass seine Frau jetzt mit seinem Schulfreund zusammenlebte. Er war immer auf die Hilfe seines Freundes angewiesen gewesen, da er eine ausgeprägte Lese-Rechtschreibschwäche hatte. Damit fehlten ihm auch die Abschlüsse und Diplome, um im Beruf erfolgreich zu sein. Von dem geringen Einkommen schickte er den Kindern so viel er konnte. In den verschiedenen neuen Städten fand er nie Anschluss. Vor dem zweiten Bier verlies er die Kneipe, aus Angst, wie sein Vater zu viel zu trinken –

und aus Sparsamkeitsgründen. Mit seinem ausgeprägten Dialekt war er auch oft Zielscheibe des Spotts. Aber er hatte sich vorgenommen, niemals jemanden wieder zu brauchen. Der Einladung seines Sohnes zur Taufe des Enkelkindes kam er dann doch schließlich nach. Danach befiel ihn eine schwere Depression.

Karla B.: »Mein Mann macht alles«

Nachdem Herr B. geendet hatte, war die Luft im Behandlungszimmer verbraucht. Bevor der Arzt die ihm angekündigte Patientin, Frau Karla B., begrüßen konnte, hatte ihr Mann schon mit der Schilderung der Beschwerden seiner Frau begonnen. Sie sei antriebsarm, konzentrationslos, hätte kein Interesse am Sex und würde sich mehr und mehr aus dem Haushalt zurückziehen. Richtig bemerkt habe er dies erst nach seiner Berentung. Zu allererst musste er die Einkaufroutinen seiner Frau mal auf das Niveau der Zeit bringen, er mache jetzt alle Einkäufe mit dem Auto, was viel effizienter und billiger sei. Auch das Essenkochen habe er umgestellt. Als er noch arbeiten ging, habe er ja keine Zeit gehabt. Jetzt koche er aber erst mal ein neues Kochbuch rauf und runter, seine Frau sei da ja gar nicht experimentierfreudig gewesen. Sie habe ja viel Zeit für den Haushalt gebraucht, was natürlich jetzt mit ihm als Organisator viel besser ginge. Aber oft würde seine Frau eher teilnahmslos dasitzen. Auf die Frage, wann aus ihrer Sicht die massive Antriebsstörung eingesetzt habe, antwortete Frau B.: »Ich glaube, mit der Berentung meines Mannes.«

Körperliche Erkrankung und Teilhabe

Mit dem Alter findet sich auch ein höheres Risiko, durch eine körperliche Erkrankung massiv von der Teilhabe ausgeschlossen zu werden. Hier ist insbesondere die Schwerhörigkeit zu nennen, die noch stärker als eine Erblindung eine Teilhabe an einer Gemeinschaft erschweren kann. Obwohl durch Hilfsmittel vieles ausgeglichen werden kann, werden diese oft von älteren Menschen nicht konsequent genutzt. Eine starke Hörstörung kann sogar das Entstehen von Verfolgungsgedanken begünstigen. Ähnlich stark kann die Teilhabe durch eine schwere Gangstörung beeinträchtigt werden, die das Verlassen des Hauses stark beschränkt. Hier kann der konsequente Einsatz von Hilfsmitteln wie Hörgeräten, Brillen oder Gehhilfen deutlich die Möglichkeit zur Teilhabe erhöhen und das Depressionsrisiko reduzieren. Längst ist die Operation eines grauen Stars, der Ersatz von Hüftgelenken und der Einsatz eines Innenohrhörgeräts (Cochlea-Implantat) auch oberhalb des 80. Lebensjahres Routine.

Drei kurze Geschichten von eigentlich nicht depressiven Menschen: der bio-psycho-soziale Blickwinkel

Hier möchte ich die drei kurzen Fallbeispiele vom Anfang (siehe Seite 12) wieder aufgreifen und einige Bestandteile aus dem weiteren Verlauf unter den oben beschriebenen Blickwinkeln darstellen. Allen drei beschriebenen Patienten ging es nach einer Weile in einer mehr oder weniger intensiven Therapie deutlich besser, wobei eine Person aber auch eine langfristige Begleitung brauchte. Das Wichtigste für alle drei war jedoch, sich einmal auf die Suche nach Hilfe aufgemacht zu haben.

Klara S.: »Ich bin nichts Besonderes«

(Fortsetzung von Seite 12:) Klara S., 70 Jahre, alleinstehend, gab als wichtigsten Kontakt ihre 600 Kilometer entfernt lebende Tochter an. In Zusammenhang mit der Pflege ihrer nach einem Schlaganfall schwer behinderten Mutter wird deutlich, dass Klara S. auch gewisse unausgesprochene Erwartungen an die Tochter bezüglich einer eigenen möglichen Pflegebedürftigkeit hat. Diese Erwartungen trafen, wie von Klara S. eigentlich auch erwartet, in einem begleitenden Gespräch auf andere Vorstellungen der Tochter. Die offene Diskussion führte aber zu einer stärkeren Sichtbarkeit der Motive. Feste Telefonrituale mit einer auf zwei Anrufe in der Woche beschränkten Telefonatshäufigkeit wurden vereinbart.

Bei weiteren Nachfragen ergab sich, dass die Kontakte in der Seniorengymnastik und zur Nachbarschaft schon länger brachlagen. Ein Plan für die Reaktivierung dieser Kontakte wurde aufgestellt.

Weiterhin wurden alle medizinischen Voruntersuchungen durchgesehen, die Medikamente reduziert und statt eines stark Antrieb nehmenden Beruhigungsmittels ein Schlaf anstoßendes Antidepressivum verordnet.

In den Gesprächen nahmen anfänglich körperliche Beschwerden und Krankheiten einen breiten Raum ein. Klara S. wurde gefragt, ob sie nicht die Zeit mit einem anderen Thema füllen wolle. Nach einiger Zeit begann Klara S. von Selbstvorwürfen zu sprechen, da sie im Moment des Todes ihrer Mutter nicht bei ihr, sondern bei einem Großeinkauf gewesen sei. Klara S. wurde ermuntert, wieder größere Spaziergänge zu machen und dabei auch das Grab ihrer Mutter wieder zu besuchen.

In der Nachbarschaft fand sich eine Aufgabe in der stundenweisen Betreuung eines kleinen Mädchens einer alleinerziehenden Mutter im Nachbarhaus. Die Entwicklung dieses Mädchens nahm zunehmend Raum in den Gesprächen ein zu Lasten der Schilderung von Gesundheitsbeschwerden. Klara S. berichtete, dass die Mutter des Kindes sie für eine sehr positive Person halte.

An diesem Fallbeispiel kann man die im Alter zunehmende Angstbereitschaft sowie die Fähigkeit einer Depression, sich auch in vielfältigen körperlichen Beschwerden einschließlich Schlafstörungen zu äußern, erkennen. Hier ist der Einsatz eines Schlaf anstoßenden Antidepressivums (im Gegensatz zu ungünstigeren Beruhigungsmitteln) sinnvoll. Die Angstbereitschaft und die Befürchtung einer schweren Erkrankung sind sicher biografisch auch durch den frühen Tod der älteren Schwester mit geprägt. Die prinzipiell guten sozialen Fähigkeiten hatten im mittleren Erwachsenenalter trotz der tief verwurzelten Angstbereitschaft zu einem größeren Tätigkeitskreis geführt. Die mit dem Tod der Mutter eintretende Depression hat letztendlich diese guten sozialen Fähigkeiten blockiert und damit die stützenden Sozialkontakte überlastet oder gekappt. Die Wiederaufnahme von nachbarschaftlichen Kontakten war letztendlich sehr wichtig für den positiven Verlauf.

Peter K.: »Im Alter kommt halt alles zusammen«

(Fortsetzung von Seite 13:) »Depressionen sind etwas für Weichlinge«, meinte Peter K. und darum konnte man ihm lange nicht mit dem Begriff kommen. Er wollte gerne ruhig mal über seine erste gescheiterte Ehe reden – aber war dies wirklich wesentlich? Eigentlich sorgte dies nur für eine Niedergeschlagenheit bei seiner langjährigen zweiten Ehefrau. Hier musste ein umfassender Plan mit Familienkonferenz her. Zuerst musste Peter K. allerdings noch einen herben Schlag einstecken: Autofahren war wirklich nicht mehr zu verantworten. Die Sehstörung war zu ausgeprägt und eine Korrektur durch eine Brille oder Operation nicht möglich.

Die Familienkonferenz erbrachte einen ganz pragmatischen Plan. Erstens müsste die Ehefrau noch mal Fahrstunden nehmen, um wieder selber sicher Fahren zu können, was sie sich dann auch gut zutrauen würde. Zweitens müsste auch eine Aufgabe des abseits gelegenen Hauses und ein Umzug in die Stadt mit Zugang zu mehr Hilfsmöglichkeiten erwogen werden. Drittens sollten die ehemaligen Wanderfreunde kontaktiert werden.

Nach anfänglichem Hadern konnte Peter K. die Chauffeurdienste seiner Frau akzeptieren und beide kamen wieder mehr in die Stadt.

Sie erwogen auch den Umzug in ein betreutes Wohnen mit Wohneinheiten, die auch ihren Bedürfnissen gerecht werden würden, falls die Augenkrankheit fortschreiten und eine noch schwerere Sehbehinderung auftreten würde. Das wollten sie sich offenlassen und Peter K. war diesbezüglich vollkommen entscheidungsunfähig.

Von den ehemaligen Wanderfreunden waren nur noch wenige für lange Strecken wanderfähig und Peter K. suchte ihren Stammtisch auf, den sie begründet hatten, nachdem viele nicht mehr wandern konnten. Niemand begrüßte ihn mit »alter Krüppel«, wie sie scherzhaft früher jüngere Menschen titulierten, die trotz offensichtlicher Gesundheit mit der Seilbahn auf den Berg fuhren.

Die von ihm selber so benannte Gefühlsdusseligkeit mit vermehrter Neigung zum Weinen blieb, aber er konnte besser damit umgehen.

Eine Computertomografie des Kopfes hatte ausgeprägte Gefäßschäden des Gehirns festgestellt. Da ein Kreislauftraining durch Laufen wegen der Knie nicht möglich war, erwarb er ein Trainingsgerät für die Armmuskulatur. Durch das Training und durch Anpassung der Blutdruckmedikation sank der Blutdruck.

Als großes unerfülltes Bedürfnis stellte sich der Wunsch heraus, mehr Zeit mit dem Sohn zu verbringen.

Der Sohn war aufgrund seiner geringen Zeit und auch der fehlenden Vorstellung, wie er und sein Vater einen gemeinsamen Abend verbringen könnten, eher abgeneigt.

Über die Handwerkskammer wurde Peter K. als Seniorexperte an einen neugegründeten Fliesenlegerbetrieb vermittelt. Hier verstand er seine Rolle vor allem darin, den Firmengründern eine vernünftige Balance zwischen Arbeit- und Familienleben nahezulegen. Seine Beratung bezüglich der Arbeitsabläufe war aufgrund der rasch zunehmenden Einbeziehung von Computerprogrammen, E-Mails und Handys eher ein Fiasko, zumal auch leichte Merkfähigkeitsstörungen auffielen. Das Foto von der Eröffnung des Unternehmens, auf dem er zwischen dem Gesellschafter und dessen Frau zu sehen war, zeigte er aber stolz vor: »Vielleicht werden die es besser machen.« Er befindet sich jetzt in einer längerfristigen Psychotherapie und ist mittlerweile fast erblindet.

An diesem Fallbeispiel wird deutlich, wie körperliche Behinderungen, Arthrose der Knie, zunehmende Erblindung und vaskuläre Hirnschäden zu einer Depression beitragen. Das Hängen an der ersten Kurzehe in vielfältigen Gesprächen, ein früher, nie größer thematisierter Abschnitt seiner Lebensgeschichte, zeigt deutlich Züge einer zwanghaften Beschäftigung mit negativen kurzen Biografiephasen, obwohl die großen Lebenslinien früher beginnen und ungebrochen darüber hinauslaufen. Deutlich wird auch, dass bei einer einseitigen Lebensausrichtung, wie hier ganz auf die Arbeitstätigkeit als Lebensmittelpunkt, größere Bereiche in späteren Lebensphasen vollkommen unausgestaltet verbleiben, so wie bei Peter K. das Verhältnis zu seinem

Sohn. Obwohl eine neue Ausgestaltung dieser Bereiche aufgrund der Jahrzehnte langen Gewohnheitsbildungen schwierig ist, kann aber gerade das höhere Alter hier Chancen bieten. Gerade für Männer der deutschen Wiederaufbaugeneration ist dies kein ungewöhnliches Muster. Für den Bereich Teilhabe wird deutlich, dass nicht nur finanzielle Mittel oder sprachliche Fähigkeiten, sondern einfache Fragen der Mobilität entscheidend sein können.

Gotthilf R.: Verurteilt und nicht krank

(Fortsetzung von Seite 15:) Gotthilf R. sitzt auf einem Krankenbett und wartet auf seine Angehörigen, die ihn abholen werden. Er habe keine richtige Erinnerung, ob er jetzt vier oder sechs Wochen in der Klinik verbracht habe. Zumindest sei es ihm anfänglich richtig schlecht gegangen. Angeblich habe er damals nur von Schwarzmarkt, Steuer, Gefängnis und ähnlichem Blödsinn geredet. Er sei als Richter immer ein sehr korrekter Mann gewesen – in korrekten Zeiten. Aber die alten Geschichten aus den schwierigen Zeiten interessierten ihn jetzt gar nicht mehr. Die Kleider seien ihm immer noch wegen des starken Gewichtsverlust zu groß, als Erstes werde er mal neue einkaufen gehen. Anfänglich habe er viele Medikamente erhalten, jetzt würden im drei Medikamente noch ganz besonders für das ganze nächste Jahr ans Herz gelegt. Das mit dem Krankenhaus verstehe er sowieso immer noch nicht ganz. Alle Blutuntersuchungen und das Kernspintomogramm vom Kopf seien unauffällig gewesen. Wo soll denn nun die schwere Depression gesessen haben? Nun ja, der Arzt habe ihn gefragt, was ihm wichtiger sei. Wolle er lieber wissen, warum er krank ist, oder sei es ihm wichtiger, gesund zu werden? Nun ja, gesund sein sei wichtiger. Vielleicht werde er deswegen sogar die Medikamente nehmen.

Bei schweren Depressionen, insbesondere solchen mit Verarmungs- oder Schuldwahn, ist das Erkennen einer Depression sehr einfach, auch wenn gerade die Betroffenen eine Depression vehement abstreiten. In schwierigen Situationen ist auch eine stationäre Behandlung notwendig. Hierbei spielen anfänglich Medikamente eine größere Rolle als bei leichten Depressionen. Bei starkem, kaum zu durchbrechenden Gedankenkreisen im Rahmen schwerer Depressionen ist auch die Möglichkeit, den Erkrankten über Argumente zu erreichen, oft stark erschwert oder unmöglich. Bei lebensbedrohlichen Situationen, zum Beispiel einem starken Gewichtsverlust oder drängenden Selbstmordplänen, kann auch eine stationäre Aufnahme unabweisbar sein.

Lebensabend – Lebensfreude: Was kann ich tun?

Da die Depression im Alter kein unvermeidliches Altersschicksal ist, stellt sich die Frage, ob Vorbeugung möglich ist, und, im Krankheitsfall, ob eine Gesundung beschleunigt werden kann.

Vorbeugung ist möglich und (unbewusst) vorbeugende Verhaltensweisen vieler Menschen verhindern, dass der Anteil an neu auftretenden Depressionen im Alter noch höher ausfällt. Einige Empfehlungen erschließen sich aus einem allgemeinen Konsens zum gesunden Altern, so zum Beispiel die Empfehlung zu körperlicher Betätigung. Viele Hinweise ergeben sich aber nur aus Erfahrungen mit langen Entwicklungen hin zu einer Depression im Alter. Jeder an seelischer Gesundheit Interessierte sollte diese Entwicklungslinien bewusst gedanklich erfassen.

Wenn die Depression da ist, ist das Kind nicht unwiderruflich in den Brunnen gefallen. Depressionen können vollständig ohne bleibende Behinderung ausheilen, was dann von vielen Menschen wie eine zweite Geburt empfunden wird. Im Regelfall braucht dies leider eine längere Zeit, obwohl Heilungen innerhalb weniger Wochen immer wieder beobachtet werden. Eine Gesundung ohne Hilfe ist aber beschwerlich und je nach Stärke der Depression sind neben Angehörigen auch Hausärzte, Fachärzte oder Krankenhäuser wichtige Unterstützungsmöglichkeiten. Die Möglichkeiten der Hilfe werden in dem Abschnitt »Die Depression ist da« (siehe Seite 120) umrissen. Nehmen Sie aus diesem Abschnitt die Anregungen mit, die für ihre Situation passend sind. Vermeiden Sie eine Überforderung. Eine Depression erlaubt nicht, sich im Sinne einer Selbsthilfe am eigenen Schopf aus dem Sumpf zu ziehen – und auch Angehörige haben beschränkte Kräfte.

Gesundheit und Altern

Zu allen Zeiten machten sich Menschen über das gesunde Altern Gedanken, obwohl ein hohes Alter früher nur wenige erreichten. Ein hohes Lebensalter zu erreichen ist dagegen heute nicht mehr das Privileg von wenigen; die Vereinten Nationen schätzen aktuell, dass über die Hälfte aller Menschen in den Industriestaaten über 90 Jahre alt wird. Aber auch vor mehr als 2000 Jahren wurden einzelne Menschen sehr alt und Berichte von Methusalems sind nicht nur biblische Anekdoten. Entsprechend haben Gedanken über ein gesundes Altern auch über Jahrtausende Eingang in das kollektive Gedächtnis in Form von Volksweisheiten und religiösen Überlieferungen sowie durch philosophische Schulen gefunden. Das Risiko einer Depression wurde dabei schon früh gesehen, wie man auch dem Buch des Predigers im Alten Testament entnehmen kann, der bei äußerem Wohlstand von innerem Lebensüberdruss berichtet: »Darum verdross es mich zu leben, denn es war mir zuwider, was unter der Sonne geschieht, dass alles eitel ist und Haschen nach Wind« (Prediger 2.17). Oder aber: »Wie Wasser bin ich hingeschüttet, und all meine Gebeine haben sich zertrennt, wie Wachs ist mein Herz geworden, zerschmolzen in meinem Innern. Meine Kraft ist vertrocknet wie eine Scherbe; meine Zunge klebt am Gaumen« (Psalm 22, Vers 15f).

Die Anregungen, die ich nachfolgend zum Thema »gesundes Altern« aufführe, sind eine Mischung aus Überliefertem und aus vielfach erprobter Praxis. Die meisten Menschen bekommen im Alter keine Depression. Damit die Wahrscheinlichkeit noch weiter steigt, im Alter voller Lebensfreude zu sein, gibt es einige Ansatzpunkte, an denen Sie Ihr Leben ausrichten können. Sie müssten damit eigentlich schon im Kindergarten anfangen. Da sie vermutlich aber schon den Kindergarten und die Schulzeit hinter sich haben, sind manche Ideen eher für Ihre Rolle als Großeltern, Eltern oder Ausbilder im Beruf brauchbar. Oder Sie erleichtern Ihnen, noch mit einem vergangen Kapitel Ihrer Lebensgeschichte Ihren Frieden zu machen und abzuschließen. Das Alter ist ja in vieler Hinsicht die Summe eines Lebens, und da kann es gut sein, keine belastende Nebenrechnung mehr offenzuhaben.

Denken Sie, wenn es Ihnen gut geht, an das Altern und den Tod.

Wenn Sie diese Gedanken immer wegschieben, werden sie Sie in einem schlechten Moment einholen. Kennen Sie einen Menschen, der in positiver Weise altert oder gealtert ist? Besuchen Sie ihn oder bewahren Sie ein Bild von ihm auf.

Vielleicht stellen Sie fest, dass sie selten an das Altern und den Tod denken. Das ist gesund und natürlich, im mittleren und höheren Alter ist der Tod weniger Thema eigener Gedanken als bei Heranwachsenden, bei denen der Gedanke daran auch zu einer gewissen Intensivierung des Lebensgefühls dient. Während Gedanken wie »Lebe kurz, aber gefährlich« geäußert werden, besteht in dieser Lebensphase aber oft eher das Gefühl einer gewissen Unverwundbarkeit. Mit den ersten gesundheitlichen Rückschlägen, oft schon ab dem 50. Lebensjahr, schwindet spätestens dass Gefühl der Unverwundbarkeit. Der Verlust der ersten Zähne macht Ihnen zu schaffen, Kniegelenke, Hüfte und Rücken erfüllen nur noch spürbar oder eingeschränkt ihren Dienst. Todesfälle, auch im Alter oft »plötzlich und unerwartet«, häufen sich in der Umgebung. Sie können versuchen, den unreifen Gedanken der Unverwundbarkeit weiterzuleben. Diese Illusion aufrechtzuerhalten wird aber immer schwieriger. Wenn Sie innerhalb eines Jahres die Sprache durch einen Schlaganfall verlieren würden – was hätten Sie gerne noch vorher besprochen? Schieben Sie Dinge nicht auf das Sterbebett. Ältere nicht depressive Menschen sollten »gefährlich« sein, denn sie sollten keine Angst davor haben, ehrlich auf das Leben ihrer Mitmenschen und ihr eigenes Leben zu blicken.

Für einen depressiven Menschen kann ich dies jedoch nicht empfehlen. Denn es kann im unguten Sinne gefährlich sein, da dieser Blick durch die Depression und nicht von Ehrlichkeit geprägt ist. Empfehlungen zur Prävention sind keine Empfehlungen zur Therapie. Einen Waldlauf zur Stärkung der Beinmuskulatur macht man nicht mit einem Beinbruch.

Akzeptieren Sie, dass sie älter werden und damit Veränderungen auftreten.

Dazu gibt es keine Alternative. Sie können allenfalls noch eine Weile vergeblich dagegen ankämpfen.

Die Verfechter des Anti-Aging betrachten das Alter als den Feind und bekämpfen es, insbesondere auf der Ebene der Äußerlichkeiten zum Beispiel hinsichtlich der Faltenbildung. Über kurz oder lang werden sie aber auf der anderen Frontseite stehen und Alterserscheinungen an sich bemerken. Je heftiger sie von der Seite des Jugendkultes aus geschossen haben, umso heftiger werden sie sich jetzt beschossen fühlen. Anti-Aging ist eine riesige Selbsttäuschung, die garantiert zu einer Enttäuschung führen wird.

Unsere Gesellschaft erlaubt uns die Illusion, wir können alles in jedem Alter machen: die altersfreie Gesellschaft. Natürlich gibt es Einzelfälle, Menschen, bei denen das Durchlaufen einer Berufsfindungsphase mit 30 Jahren und eine Familienplanungsphase mit 45 Jahren noch stimmig wirkt. Aber diese Altersbereiche sind im Regelfall eher die Phasen, in denen Sie mit bestimmten Lebensentwicklungen bereits Ihren Frieden gemacht haben müssen. Vielleicht konnten Sie eine Ausbildung nicht beginnen oder abschließen, vielleicht ist Ihre Familienplanung nicht so gelaufen, wie Sie es sich gedacht haben. Seinen Frieden mit dem Abschluss einer Phase zu machen heißt, den Sachstand anzuerkennen, Positives und Negatives zu sehen, vielleicht auch eine begrenzte Zeit der Trauer zu durchleben. Dann sollten Sie allerdings die Energie dieser Lebensphase für anderes nutzen. Anti-Aging als Möglichkeit, sein Leben in einem bestimmten Alter oder in einer Lebensphase anzuhalten, das ist ein Herzenswunsch einiger Menschen, der zu ihrem eigenen Glück nicht erfüllbar ist. Wenn Sie diesen Wunsch hegen, müssen Sie noch einen überfälligen Frieden schließen.

Gesund altern

Während das Altern und die entsprechenden Alterserscheinungen zum Leben gehören, sind Krankheiten nicht zwangsläufig mit dem Alter verbunden. Ein gesundes Altern ist möglich und ein vernünftiges Ziel, ein krankhaftes

Jungbleibenwollen eine Steilvorlage für eine Altersdepression.

Einschränkungen der Beweglichkeit sowie Erkrankungen des Herzkreislaufsystems und des Gehirns erhöhen die Depressionsgefahr im Alter. Dagegen helfen Sport, vernünftige Ernährung und die medizinische Behandlung von Risikofaktoren.

Risikofaktoren für körperliche Behinderungen, die dann wiederum die Entstehung einer Depression begünstigen, können und müssen manchmal medizinisch behandelt werden. Dazu gehört insbesondere der Bluthochdruck. Eine konsequente Behandlung senkt das Risiko für viele relevante Erkrankungen im Alter wie Schlaganfall oder aber auch eine Demenz. Hochdruck bedingte Hirnschädigungen werden besonders mit langanhaltenden Depressionen in Zusammenhang gebracht, bei denen sich oft auch Durchblutungsstörungen im Gehirn finden.

Hören Sie auf, zu vergleichen mit dem, was früher war, oder dem, was andere sind.

Dauernde Vergleiche betäuben den Sinn für das Einzigartige. Was ist besser: einen kleinformatigen Picasso zu besitzen oder selber auf den Mont Blanc gestiegen zu sein?

Empfehlungen zur Vermeidung einer Depression können nicht sicher eine Depression verhindern, dies gilt für alle Vorbeugungsstrategien bei Erkrankungen. Umgekehrt gibt es viele Vorschläge, die eine hohe Erfolgswahrscheinlichkeit haben, sich damit unglücklich zu machen. Auch bei Tempo 100 kann man in einen Autobahnunfall verwickelt werden, bei Tempo 200 noch eher, über 250 sehr häufig. Der Vorschlag, sich immer und überall mit anderen zu vergleichen, ist wie mit Tempo 250 Richtung Depression zu rasen.

Wenn Sie dann als Vergleichspunkt noch Ihr eigenes Leben vor dem 50. Lebensjahr nehmen, werden Sie mit Sicherheit viele Punkte finden, die früher besser waren. Zum gesunden Altern gehört, die Rückläufigkeit des früheren eigenen Vermögens zu akzeptieren. Natürlich waren früher die Augen besser, die Geh- und Wanderstrecke war länger, das Reaktionsvermögen schneller. Natürlich gibt es Menschen Ihrer Altersgruppe, bei denen anscheinend das Alter weniger Einschränkungen brachte. Es gibt in jeder Altersphase Menschen, die klüger, reicher oder schöner sind, die mehr im Mittelpunkt stehen und beneidet werden. Solche Vergleiche machen unglücklich. Glücklich zu sein hat aber nichts mit Klugheit, Reichtum oder Schönheit zu tun.

Das, was war, ist vorbei.
Starten Sie keine Versuche, die Vergangenheit zu ändern, auch nicht in Gedanken.

Wir ändern unser Gedächtnis bezüglich unserer Autobiografie zwar beständig, aber nicht durch Wunschannahmen. Im Leben jedes Menschen gibt es Punkte, deren Erinnerung ihm einen Stich versetzt sowie einen leichten Schwindel erzeugt. Diese stark gefühlsbesetzten Erinnerungen können ein eigenes Verschulden, zum Beispiel die Auslösung eines Verkehrsunfalls, oder die Mitteilung des Todes eines nahen Angehörigen sein. Andere für den weiteren Lebenslauf als wesentlich empfundene Erinnerungen können längere Zeiträume umfassen. »Wenn nicht der Krieg gekommen wäre ...« war lange Zeit eine Haupteinleitung für in Gedanken abgeänderte Lebensläufe. Der Krieg ist gekommen, er war furchtbar, er ist vorbei. Sie können statt Krieg im konkreten Fall auch die Schließung des Stahlwerks oder die schwierige Schwiegertochter einsetzen. Der beständige Wunsch, die Vergangenheit ändern zu können, ist oft verbunden mit dem Gedanken, dass diese Vergangenheit nicht mit einem zukünftigen Glücklichsein vereinbar ist. Dann entsteht der Gedanke: Wer dies erlebt hat, kann nicht mehr glücklich sein. Wenn dieser Gedanke dann noch von der Umgebung übernommen werden, kann sich rasch die selbsterfüllende Prophezeiung einer Depression entwickeln. Eine Wurzel der Witwenverbrennung in anderen Ländern beruht auf der sicheren Annahme, dass für die Witwe die Zukunft nach dem Tod des Mannes nun absolut nicht lebenswert sei, wozu auch die Umgebung durch die Behandlung der Witwen beiträgt.

Was geschehen ist, ist geschehen. Hier hilft nur radikale Akzeptanz. Und normalerweise legt uns unser Gedächtnis nicht immer wieder diese Erlebnisse vor. Müssen Sie immer wieder von schrecklichen Szenen Ihrer Vergangenheit träumen oder lassen plötzliche Bilder und Erinnerungen Sie tagsüber aufschrecken? Rast dabei Ihr Puls oder zittern die Hände? Neben einer Depression, in deren Rahmen dies auch auftreten kann, kann auch eine posttraumatische Belastungsstörung solche Symptome erzeugen. Dies ist nicht gesund, sondern erfordert eine ärztliche Behandlung.

An seinem eigenen sozialen Netz muss man selber mitknüpfen. Nachbarschaften, Kirchengemeinden und Vereine bieten Gelegenheiten für Kontakte. In den eigenen vier Wänden lernt man kaum neue Leute kennen. Lächeln

Sie Menschen zu, sprechen Sie sie an. Das gelingt. Dem Erfolg der menschlichen Entwicklung liegt die erstaunliche Fähigkeit zur Kommunikation zugrunde. Kein Einzelner ist so klug wie eine Gruppe, deren Bestandteil er ist. Seit den Zeiten schriftlicher Überlieferung wird das Wort neben dem Brot als wesentliche Kraftquelle gesehen.

Der Umfang der Kontaktsuche wird von zwei Antrieben bestimmt, von der Neugier und von der Angst. Lehr- und Wanderjahre, neue Menschen und neue Ansichten kennen zu lernen, gehören zu den klassischen Motiven in der jungen Erwachsenenzeit. Neugier führt zu neuen Begegnungen und zu Reisen. Aber auch schon in dieser Zeit können Ängste diesen Antrieb begrenzen. Insbesondere die Angst, zurückgewiesen zu werden, kann Heranwachsende einengen.

Obwohl sich viel im Rollenverhalten geändert hat, gibt es gerade in der Pflege von Kontakten über Generationen hinaus konstante Muster. Die sozialen Netze von Männern bestehen aus wenigen Freunden, einer handvoll Kumpeln und Listen nicht aktualisierter Telefonnummern. Bei Paaren kann die Kontaktpflege ganz auf den weiblichen Partner zurückfallen. Der weiß die Geburtstage und die Namen der Kinder der Freunde und bekommt Veränderungen in deren Partnerschaften mit.

Männer wirken oft weniger interessiert an sozialen Kontakten, und im Berufsfeld dominieren eher Gesichtspunkte der Konkurrenz als der Unterstützung. Wenn sie allerdings um eine Form der Unterstützung gebeten werden, die sie leisten können, sind sie meist gerne bereit. Überraschend eingeforderte emotionale Unterstützung kann sie aber überfordern.

Frauen zeigen oft ein größeres Interesse an sozialen Netzen. Sie verfügen über die Arbeitskontakte hinaus über weit gestreute Anknüpfungspunkte von Elternabenden in der Schule über Kontakte in der Nachbarschaft bis hin zu Bekanntschaften in den Gemeinden. Nutzen Sie alle Gelegenheiten, mit Menschen ins Gespräch zu kommen, je älter Sie werden, desto weniger werden die Gelegenheiten. Umso wichtiger ist es dann, jede nutzen zu können. Und hierzu hilft vor allem Übung. Überlassen Sie Ihre Kontaktpflege nicht nur Ihrem Partner. Sie kommen außer Übung und könnten schließlich das Gefühl haben, das Sie alleine gar keine Kontakte knüpfen können. Legen Sie Listen mit Geburtstagen an und rufen Sie an.

Mit der Lebenserfahrung und insbesondere in der Depression steigt die Empfindung, dass es nichts Neues unter der Sonne gibt. Je undifferenzierter hierbei die Wahrnehmung von Unterschieden ist, umso geringer ist auch die Wahrnehmung der Besonderheiten an den einzelnen Menschen. Gerade Menschen mit starken Schwarz-weiß-Einteilungen – jemand ist klug oder dumm, jemand ist hilfsbereit oder abweisend – haben nach dem Schließen der Schublade oft ein geringes Austauschbedürfnis. Wozu sich noch mit anderen austauschen? Aber manchmal ist der Hilfsbereite abweisend und der Dumme klug.

Ebenso können alte Ängste vor Zurückweisung oder neuere Ängste vor Übervorteilung und Betrug die Kontaktaufnahme mit neuen Menschen einschränken. Leider gibt es tatsächlich Betrüger, die sich in das Vertrauen älterer Menschen einschleichen, gezielt und eindeutig aus betrügerischen Absichten. Misstrauen Sie der zierlichen Frau, die an der Haustür ihre Kontokarte und die PIN-

Nummer im Auftrag der Sparkasse überprüfen will. Andererseits überschätzen ältere Menschen die Gefahr eines Gewaltdelikts wie Raub meistens sehr stark. Wenn Ihnen ein starker Mann den Koffer in den Zug heben will, lassen Sie sich helfen.

Während es in jungen Jahren zahlreiche Treffpunkte und Anknüpfmöglichkeiten gibt, müssen diese später aktiv geschaffen und aufgesucht werden. Gibt es einen Treffpunkt der ehemaligen Firmenangehörigen? Gibt es Sport-, Gymnastik- oder Schachvereine? Fragen Sie Menschen Ihres Alters in Ihrer Nachbarschaft, was Sie regelmäßig machen. Gehen Sie eher erst mal mit zu einem Treffen, bevor Sie reflexartig entscheiden, dass dies nichts für Sie ist. Lernen Sie Menschen kennen, solange Sie gesund sind. Sie werden sie im Krankheitsfall brauchen.

Treiben Sie Sport. Sport hilft dem Körper und der Seele. Neben dem Bedürfnis und der Fähigkeit zur Kommunikation ist ein gesunder Anteil körperlicher Betätigung auch für die psychische Gesundheit sehr wichtig. Körperliche Betätigung verhindert zum einen körperliche Erkrankungen. Bluthochdruck, Diabetes, Herzerkrankungen und Schlaganfälle: Diese im Alter häufigen Erkrankungen und die in ihrer Folge entstehenden Behinderungen werden durch körperliche Bewegung reduziert. Eine Anhäufung von Behinderung erhöht das Depressionsrisiko. Zusätzlich senken diese Behinderungen, falls noch zusätzlich zu diesen Erkrankungen eine Depression auftritt, die Möglichkeit, diese zu überwinden. Selbst gegen Gedächtnisstörungen im Alter scheint Sport zu wirken. Auch eine direkt stimmungsaufhellende Wirkung wurde beschrieben. Dabei gilt, dass regelmäßig 30 bis 60 Minuten Bewegung besser sind, als einmal die Woche zwei Stunden.

Sport in einer Gruppe ist eine der besten und schönsten Möglichkeiten, sowohl der körperlichen Gesundheit zu dienen als auch Kontakte zu pflegen. Viele Sportarten werden während der Jugend ausgeübt, während der Berufsausbildung vernachlässigt und erst später wieder aufgenommen. Sportarten, bei denen Schnelligkeit im Vordergrund steht, zum Beispiel Tischtennis, können nicht ganz so erfolgreich im Alter ausgeübt werden wie Ausdauersportarten. Gut geeignet sind laufen, Fahrrad fahren und schwimmen. Aber auch in einem Fitnessstudio ist man im 70. Lebensjahr nicht fehl am Platz und wird je nach Einrichtung viele Gleichaltrige treffen. Die Vorstellung, welche sportlichen Betätigungen für Menschen nach der Berentung altersgemäß sind, haben sich stark geändert. Lassen Sie sich nicht davon abhalten, dass Sie jahrelang nichts getan haben. Ein kontinuierlicher Aufbau der körperlichen Kondition ist auch im höheren Alter gut möglich und hilft gegen Erkältungen und Verstimmungen.

Glauben Sie nicht an Vitamine und besondere Nahrungsmittel.

In Deutschland ist es erlaubt, dass verschiedene Nahrungsergänzungsmittel für sich prophylaktische oder Heilwirkungen beanspruchen können, ohne Beweise dafür vorlegen zu müssen. Statt einem Beweis wird oft ein Doktor zitiert oder abgebildet. Deutschen Ärzten ist die Werbung für solche Produkte verboten, so dass der abgelichtete oder zitierte Doktor oft kein Arzt ist. Die europäische Union plant, die Werbung mit unbegründeten positiven Gesundheitswirkungen unter Strafe zu stellen. Dieser Markt mit einem Umsatz von Millionen von Euros wird aber weiter Wege finden, seine Waren anzupreisen.

Essen Sie gut, vielseitig und was Ihnen schmeckt. Meiden Sie zu viel Alkohol, Zigaretten und ein deutliches Übergewicht. Dafür brauchen Sie keine speziellen Nahrungsmittelergänzungsstoffe. Gehen Sie an die Sonne, tanken Sie dort Vitamin D. Für vieles andere hilft körperliche Betätigung, aber keine zusätzlichen Vitamine.

Eine vorbeugende Diät gegen die Depressionsgefahr gibt es nicht. Trotzdem hält eine ausgewogene Ernährung den Körper gesund und reduziert das Risiko einer Behinderung, die wiederum depressionsfördernd ist. Mit einer Extremkost, einer Diät der künstlich die Aminosäure Tryptophan entzogen wurde, kann eine depressive Verstimmung ausgelöst werden, dieses kommt aber außerhalb einer im Labor gemischten Kost nicht vor.

Wichtiger ist eher ein gewisses Genusstraining, Übung darin, Lebensmittel auch qualitativ zu genießen. Für Deutschland gilt, dass trotz durchschnittlich sehr teuren Einbauküchen im europäischen Vergleich relativ wenig Geld für Zutaten ausgegeben wird. Dabei müssen die Zutaten nicht extrem teuer sein oder das Lokal viele Sterne haben. Selbst Brötchen schmecken je nach Bäcker unterschiedlich lecker und Mineralwässer auch. Schenken Sie diesen Dingen Aufmerksamkeit und teilen Sie Ihre Beobachtungen mit anderen.

Alkohol und Tabak werden gelegentlich als Genussgifte bezeichnet und das trifft die Sache ganz gut, weil beides zum Genuss, aber auch zum gesundheitlichen Schaden beitragen kann. Wie bei jedem Gift ist die Dosis wichtig, ein täglicher Konsum sicherlich schädlich. Sind Sie dabei einmal in die Gewohnheitsfalle getappt, also tatsächlich süchtig nach dem regelmäßigen Konsum geworden, dann ist nach der Entwöhnung der weitere Genuss tabu.

Das Leben wird vorwärts gelebt und rückwärts erklärt.

Erklären Sie sich Ihr Leben so, dass die Erklärung Sie nicht niederschlägt. Arbeiten Sie mit den freundlichsten Erklärungen.

Warum bin ich im Alter allein? Wenn Sie stets der Illusion anhingen und ihr immer noch anhängen, es sei Ihnen möglich, Ihr Leben immer ganz in die gewünschte Richtung zu lenken und immer das angestrebte Ergebnis zu erzielen, dann könnten Sie jetzt verzweifeln: Die Partnerschaft ist auseinandergegangen, weil Sie sich hätten anders verhalten müssen. Dieser Satz ist vermutlich in seiner Absolutheit genauso falsch, wie die Annahme, dass nur der Partner Schuld an dieser Entwicklung war. Und der Begriff Schuld lässt bereits die Begriffe Absicht und Sühne anklingen ... So kann man sein Leben als eine Verstrickung aus Schuld und Sühne empfinden und täglich zu Gericht sitzen. Dann fehlt nur noch die Depression als Strafe.

Wenn Sie auf Ihr Leben zurückblicken, sollten Sie mindestens genauso viele positive wie negative Dinge erblicken. Ist das nicht der Fall, prüfen Sie sich selber, ob Sie momentan eine depressive Phase haben. Sehen Sie sich in einer guten Stunde die negativen Dinge an. Hatten Sie Schuld? Hatte jemand anderes Schuld? Oder ist es so gekommen, obwohl niemand es wollte? Akzeptieren Sie auch, dass Sie vielleicht gar nicht den Einfluss gehabt hätten, den Verlauf zu ändern. Dies kann schmerzhaft sein, besonders wenn Sie noch Allmachtsfantasien aus jüngeren Lebensphasen anhängen, dass Sie alles hätten lenken können. Wenn Sie sich jetzt ein Stück mit Ihrem Lebensverlauf als Schicksal anfreunden, dann wird Ihnen das guttun. Machen Sie dabei bitte nicht den Fehler, Ihr Schicksal mit anderen Schicksalen zu vergleichen.

Reden und Schweigen – mal Silber, mal Gold.
Gerade die Angehörigen der Kriegsgeneration, aber auch viele andere Menschen haben schrecklichste Erinnerungen. Ein unverkrampfter Umgang damit ist wichtig. Wenn Sie etwas erzählen möchten, tun Sie es. Wenn darüber reden zu schmerzhaft ist, schweigen Sie. Das zwanghafte Nachkriegsschweigen ist genauso wenig hilfreich wie ein zwanghaftes Durchschürfen der Erinnerung.

Müssen wir mit unserer Vergangenheit alleine klarkommen? Oder müssen wir alles mit einem Therapeuten durcharbeiten? Ist Reden Silber und Schweigen Gold? Hält meine Umwelt und mein Gegenüber überhaupt aus, was ich erzählen könnte? Diese und ähnliche Fragen gehen ihnen vielleicht durch den Kopf. Je mehr Erinnerungen Sie unter dem Schuldmodus abgespeichert haben, umso mehr ist es sinnvoll, diese vielleicht noch einmal zu besprechen und zu beleuchten. Je mehr Sie sich dessen schämen, desto eher kann eine entfernter stehende Person hilfreich sein. Beichtgespräche in der katholischen Kirche erfüllen einen ähnlichen Zweck. Erwarten Sie jedoch von anderen Gesprächspartnern, sofern es nicht die

Personen sind, die Sie glauben geschädigt zu haben, keine Absolution. Wägen Sie noch einmal Schuld und Schicksal ab. Unabhängig von dem Ergebnis können Sie für die Zukunft daraus Lehren ziehen und an Ihre Umwelt weitergeben, ohne zu viel von der eigenen Biografie preiszugeben.

Versöhnen Sie sich mit Ihrer Persönlichkeit – oder ändern Sie sie.

Auch wenn wir unter einzelnen Zügen unserer Persönlichkeit leiden, leben wir gerne mit dem Menschen, der wir sind. Ist dies nicht der Fall, sollten Sie einen Therapeuten aufsuchen.

Dieser Punkt ist sehr bedeutend. Eine wichtige Erkenntnis aus dem kollektiven Gedächtnis ist, dass die Menschen, so ähnlich doch ihre Genetik ist und so universell die Naturgesetze sind, als individuelle Persönlichkeiten leben. Diese individuelle Persönlichkeit ist das Schicksal jedes Einzelnen von uns. Schicksal heißt, dass wir es uns nicht aussuchen können, ob wir eine individuelle Persönlichkeit sein wollen; unsere persönliche Entwicklung wird zwangsläufig in eine individuelle Persönlichkeit münden. Gesunderweise wollen wir aber dieses Schicksal auch haben und nicht zu einem austauschbaren Massenmenschen werden. Wir nehmen das Schicksal an und wollen es selber gestalten.

Ein Recht auf die freie Entwicklung der Persönlichkeit, flankiert und begrenzt durch die Rechte und Entwicklungschancen anderer Menschen, gehört zum Grundverständnis moderner Kulturen. Je älter wir werden, umso stärker treten manchmal Ecken und Kanten der Persönlichkeit hervor. Waren wir zurückgezogen, können wir eigenbrötlerisch werden, aus Sparsamkeit kann Geiz werden, aus Selbstvertrauen Rechthaberei. Junge Menschen leiden gelegentlich wegen ihrer Persönlichkeit und suchen deshalb Hilfe, oder ihre Umgebung leidet und versucht gegenzusteuern. Im Alter besteht dagegen oft nur ein geringerer Leidensdruck beziehungsweise die Gesellschaft neigt dazu, den Älteren eine gewisse Wunderlichkeit durchgehen zu lassen für den Preis, sie aber auch nicht immer ganz ernst zu nehmen. Menschen ändern im Alter aber auch ihre Persönlichkeit und können die Richtung mitbestimmen. Wenn Sie sich ändern wollen, dann ist es nicht zu spät.

Neugierig bleiben und Neues lernen.
Je älter wir werden, desto mehr erscheint vieles als eine Wiederholung von Bekanntem. Die Schuh- und Kleidermode sind bekannte Beispiele. Menschen sind im besonderen Maße zur Neugier befähigt und dafür bereit, auch ihre Ängste zu überwinden. Die Entdeckungsreisen der vergangenen Jahrhunderte erscheinen vor dem Hintergrund des damaligen geografischen Wissens und der technischen Hilfsmittel eher halsbrecherisch und oft hat die Neugier die Angst um den Preis des Scheiterns besiegt.

Unsere Neugier bringt uns heute eher nicht in Gefahr, in einem steuerlosen Schiff auf dem Ozean zu treiben oder im Packeis festzusitzen. Gönnen Sie sich eine Prise Neugier und Entdeckergeist. Dazu müssen Sie nicht nach Papua-Neuguinea aufbrechen. Sie können auch in Ihrer Umgebung Neues entdecken. Neues zu lernen heißt nicht unbedingt Spanisch zu lernen oder Möbel zu restaurieren: Lassen Sie sich nicht einschränken auf Dinge, denen ein praktischer Wert zugeschrieben wird. Neues lernen kann auch ganz einfach heißen, den Nachbarn kennen zu lernen. Er hat Sie nie eingeladen, seit er vor fünf Jahren hier einzog? Haben Sie ihn eingeladen?

Hegen Sie Ihren Humor.

Humor ist eine großartige Möglichkeit, gemeinsam zu lachen, ohne übereinander lachen zu müssen. Wenn Sie Kinder sehen, die sich um ein Spielzeugauto streiten, woran denken Sie: »Was für eine vertane Zeit«? – »Das würde auch passieren, wenn noch fünf weitere Autos herumliegen«? – »Vielleicht sollte ich vorschlagen, das Auto in der Mitte durchzusägen«?

Ihre Nachbarn haben sich nacheinander große Geländewagen gekauft. Sind Sie betrübt, weil Ihre kranke Hüfte das Einsteigen in solch ein Auto erschwert? Sind Sie neidisch, weil Sie im Alter Ihrer Nachbarn nur einen Kleinwagen fahren konnten? Fragen Sie Ihre Nachbarn, ob die massigen Frontstoßstangen, die so genannten Bullengitter, besonders nützlich für die Zebrastreifen der Großstadt sind.

Aus der Perspektive, wie wir oft kleinere Kinder sehen, kann man einen großen Teil des menschlichen Verhaltens wahrnehmen. Mit einer gewissen Distanz werden auch aus vermeintlichen Elefanten Mücken.

Klären Sie ihre Beziehungserwartung.

Wir alle hegen Erwartungen an unsere Beziehungen, selbst eingestandene und nicht selbst eingestandene, realistische und irreale, ausgesprochene und unausgesprochene. Gestehen Sie sich Ihre Beziehungserwartungen für Ihr Älterwerden ein.

Erwarten Sie, zu Ihrer Tochter oder Ihrem Sohn zu ziehen? Kann Ihre langjährige Freundin für Sie sorgen? Werden Ihre Nachbarn nicht mit Ihnen auch älter werden?

Viele Menschen gestehen sich solche Erwartungen nicht ein, denn dann müssten sie sich fragen, ob diese Erwartungen realistisch sind. Realistisch heißt, ob die kräftemäßigen, räumlichen und finanziellen Rahmenvoraussetzungen stimmen. Ein 60-jähriger Patient äußerte einmal, dass er aufgrund seiner Hilfsbedürftigkeit wieder zu seinen Eltern ziehen wolle. Dies ist sicher kräftemäßig kein tragfähiges Model. Sind die Erwartungen eingestanden und von den äußeren Voraussetzungen her realistisch, dann bleiben noch die Präferenzen der anderen beteiligten Personen. Hier sollten Sie in guten Tagen klären, was wirklich von den Einzelnen geleistet werden kann und was alle Beteiligten wollen.

Falsche Sparsamkeit

Die Fähigkeit, für zukünftige Bedürfnisse sparen zu können oder für Risiken Rücklagen zu bilden, haben zur Entwicklung des Renten- und Versicherungswesens geführt. Die Einzahlphase ist meistens Mitte des 6. Lebensjahrzehnts abgeschlossen. Ein weiteres angestrengtes Sparen kann dann die Züge von Geiz tragen. Gönnen Sie sich etwas im Rahmen Ihrer Möglichkeiten, ein weiteres Aufschieben ist meist nicht sinnvoll.

Sparen Sie für Ihre Kinder und Enkel? Sprechen Sie mit ihnen, ob sie jetzt eine Unterstützung brauchen. Schonen Sie Ihre Couchgarnitur oder spülen Sie Ihr Sonntagsgeschirr mit der Hand, weil es sonst Gebrauchsspuren bekommt?

Früher wurden auf Stilleben oft Obst und vergängliche Dinge, gelegentlich sogar Knochen und Totenköpfe abgebildet. Alle Dinge sind vergänglich. Länger als die Couchgarnitur wird die Erinnerung an schöne gemeinsame Stunden bleiben. Nutzen Sie Jahrestage für kleinere oder größere Zusammenkünfte. Warten Sie nicht auf den einen großen Geburtstag. Natürlich können Sie nach dem 70. Lebensjahr auch noch viele Dinge anstoßen und aussäen, überwiegend ist jetzt aber die Zeit der Ernte. Und auch die lässt sich nicht auf ewig verschieben.

Das 12 Punkte-Präventions-Progamm

Vielleicht mögen Sie die folgende Liste von Kurz-Tipps an einen Ort legen, wo sie Ihnen bestimmt einmal am Tag in den Blick fällt – und Sie anregt, frühzeitig möglichen depressiven Stimmungen vorzubeugen:

1. Behandeln Sie Ihr Gehirn mindestens genauso gut wie ein Haustier, das Sie in Pflege haben. Artgerechte Nahrung, Auslauf und Beschäftigung braucht auch Ihr Hirn.
2. In der Frühe aufstehen, sich anziehen und einmal vor die Türe gehen. Egal ob Regen oder Sonnenschein – die Welt ist größer als Ihr Schlafzimmer. Jetzt einmal durchatmen.
3. Erhalten Sie sich Ihre Neugier für andere Menschen. Wenn Sie das Gefühl haben, dass sich niemand für Sie interessiert, fragen Sie sich, wann Sie zuletzt jemandem intensiv zugehört haben.
4. Waldblüten- oder Klee-Linden-Honig? Mehr als 20 Käsesorten. Vergehen die Tage eintönig, oder müssen wir lernen, die Unterschiede besser wahrzunehmen?
5. Einige Medikamente, besonders Schlafmittel und unkontrollierte Schmerzmitteleinnahme sowie Alkoholkonsum, schaden der Hirnfunktion und können Depressionen Vorschub leisten. Die Do-

sis, die das Gute zu Gift macht, wird mit dem Alter kleiner.

6. Schlaf ist zur Regeneration ganz wichtig: Meiden Sie alles, was zu nicht erholsamen Schlaf führt. Lange Liege- und Lesezeiten im Bett ohne Schlafbedürfnis entkoppeln die Assoziation Bett – Schlaf in Ihrem Körper. Stehen Sie auf, wenn Sie nicht schlafen können.
7. Halten Sie regelmäßig Kontakt zu Freunden aus der Schulzeit, der Ausbildungszeit, der Berufstätigkeit – mit ihnen werden diese Zeiten wieder lebendig und können Kraft geben und das Identitätsgefühl auch im Alter stärken.
8. Ein sicherer Weg zum Unglücklichsein ist ein permanentes Vergleichen mit »früher«. Ihr Körper ist nicht jung geblieben – und das ist so in Ordnung.
9. Pflanzen Sie einen Baum, übernehmen Sie eine Patenschaft, legen Sie sich ein Tier zu. Nehmen Sie stärker die Perspektive des Lebens als die Perspektive der beschränkten Lebenszeit ein.
10. Ist Ihnen nach heulen zumute – dann tun Sie es. Danach nehmen Sie das Telefon und treffen mit jemandem ein Verabredung.
11. Sie leben alleine – wie jeder zweite Mensch in Ihrem Alter. Machen Sie Ihre trüben Gedanken nicht daran fest.
12. Festgeschirr in die Spülmaschine oder keine Einladung? Dann lieber das gute Porzellan mal in den Schongang.

Die Depression ist da: Mein Angehöriger ist betroffen oder ich selbst

Positive Änderungen

Viele Menschen wünschen sich positive Änderungen im Leben – aber schlimmer als ein nicht erfüllter Herzenswunsch kann manchmal ein von außen erfüllter Herzenswunsch sein.

Mit dem Älterwerden verändern sich oft Erwartungen weg von unrealistischen Hoffnungen hin zu kleineren Wünschen. Die Erfahrung zeigt aber, dass sehr oft die Erfüllung dieser Wünsche keinen positiven Effekt auf eine Depression hat. Die Kreuzfahrt ist in depressiver Stimmung eine Qual, mit dem Lottogewinn kann man nichts anfangen oder noch schlimmer, man stellt noch stärker fest, dass mit Geld nichts Wesentliches zu erwerben ist. Ein Überraschungsfest zum runden Geburtstag kann dann auch zu einer Qual werden.

Änderungen zum Positiven gelingen besser, wenn das Gefühl und das Bewusstsein entstehen, selber an dieser Änderung Anteil zu haben. Wenn Kinder das Anziehen erlernen, werden sie richtig sauer, sobald man auch nur versucht, ihren Jackenreißverschluss zuzumachen. Nicht nur das Ergebnis, sondern auch der Weg dahin sind wichtig. Das Gefühl, selber zum Erfolg beigetragen zu haben, ist wichtig – nicht nur für Kinder. Dieses Gefühl ist die beste Medizin gegen eine Depression.

Im Gegensatz zu einem von anderen erfüllten Wunsch können selbst erfüllte Wünsche oft kleine Wunder wirken. Dies ist bei einer mittelschweren Depression oft schwierig, da viele Menschen in diesem Zustand wunschlos unglücklich sind. Wenn Sie unter depressiven Stimmungen leiden, dürfen Sie nicht auf fremdgesteuerte Rettung warten, Sie müssen selber einen Aktivitätsbeitrag leisten. Wenn Sie jemanden mit einer Depression kennen, dürfen Sie ihn ruhig mal eine Zeit lang Huckepack nehmen. Er muss aber immer und sollte auch einen Verantwortungsanteil hinsichtlich der Richtung, die Sie einschlagen, übernehmen.

Hilfestellungen für depressive Menschen

Haben Sie im Laufe der Lektüre dieses Buches den Eindruck bekommen, dass Sie selber an einer Depression leiden, oder meinen Sie, dass sich Ihre schon vorab in diese Richtung weisende Vermutung bestätigt hat? Dann kann es sein, dass viele der Empfehlungen Ihnen als zu schwierig erscheinen. Überfordern Sie sich nicht!

Vielleicht haben Sie im Rahmen der Lektüre eine kleine Selbsterkenntnis gewonnen. Selbsterkenntnisse, wenn sie zutreffend sind, sind kleine Wunder, die uns auch immer wieder Kraft zur Änderung geben können. Nochmals: Überfordern Sie sich nicht!

Hat Sie der Lebensmut manchmal innerhalb dieser Depressionsphase schon fast ganz verlassen? Schlafen Sie kaum und haben Angst vor der Nacht? – Ziehen Sie andere Menschen ins Vertrauen, sprechen Sie mit Angehörigen oder einem Arzt über Ihr Befinden. Wenn Sie aus der Situation herauskommen wollen, brauchen Sie vermutlich einen Trainer (siehe Seite 132). Ob dieser Trainer ein Nachbar, Freund, Angehöriger oder Psychotherapeut ist, ist erst mal zweitrangig. Überfordern Sie ihn nur nicht gleich, wenn Sie sich niedergeschlagen fühlen. Leihen Sie ihm das Buch.

Häufige Fragen depressiver Menschen

Es gibt Fragen, die mir von Menschen, die an mehr oder weniger starken Verstimmungen oder an einer Depression leiden, sehr häufig, fast regelmäßig gestellt werden. Die Antworten darauf mögen auch Ihnen Anhaltspunkte für Ihren Weg geben.

Meine Mutter und meine Großmutter waren depressiv im Alter. Ist damit mein Schicksal schon vorbestimmt?
Bei Depressionen gibt es eine familiäre Belastung. Das familiäre Risiko kann dabei eine Mischung aus genetischen Faktoren und Erziehungsstilen beziehungsweise der Wirkung von Vorbildern sein. Beides erhöht etwas das Risiko, selber an einer Depression zu erkranken. Viele gesundheitliche Risiken finden sich in Familien, zum Beispiel das Risiko, eine Zuckererkrankung zu entwickeln. Familienmitglieder achten deshalb vielleicht mehr auf ihr Körpergewicht und die Ernährung. Dies kann dazu beitragen, trotz eines erhöhten Risikos gesund zu bleiben.

Wenn Sie das Bild eines engen, an einer Depression erkrankten Angehörigen vor Augen haben, kennen Sie die Symptome sehr gut. Bei nächtlichem angstbesetzten Hochschrecken, bei Gedankenkreisen und Grübelzwängen sollten Sie früh versuchen, stressende Faktoren zu reduzieren. Bei Antriebsarmut ist das Einhalten regelmäßiger Programmpunkte wichtig.

Machen Medikamente gegen eine Depression abhängig?
Medikamente gegen eine Depression, also Antidepressiva, machen nicht abhängig. Zeichen einer Abhängigkeit

ist zum Beispiel der Wunsch des Behandelten, die Dosis immer weiter zu steigern. Dieses kann vorkommen bei valiumartigen Schlafmitteln, den Benzodiazepinen. Diese Medikamente werden darum nicht für längere Zeiträume in der Behandlung einer Depression eingesetzt.

Verändern Antidepressiva die Persönlichkeit?
Eine Persönlichkeitsänderung durch Antidepressiva ist nicht möglich, obwohl eine Änderung in eine positive Richtung gelegentlich von den Betroffenen gewünscht wird. Bei langjähriger, schon in der Jugend beginnender kontinuierlicher Depression hat man früher fälschlicherweise von einer »depressiven Persönlichkeit« gesprochen. Bei diesen Menschen, die praktisch nicht wissen, wie das Leben ohne Depression ist, kann die Wirkung der Medikamente manchmal wie ein Persönlichkeitswandel wirken.

Zahlt meine Kasse eine Psychotherapie?
Psychotherapien werden nach Beantragung und Genehmigung von den Kassen übernommen. Sowohl Ärzte als auch die jeweilige Kasse haben Listen von zugelassenen Psychiatern und Therapeuten.

Machen alle Antidepressiva dick?
Nein. Gegenüber früher gibt es heute mehr Antidepressiva, unter denen sogar häufig ein Gewichtsverlust auftritt.

Ich habe mit einem Antidepressivum begonnen, jetzt nehme ich gleichzeitig drei. Ist das sinnvoll?
Eine Kombination mehrer Antidepressiva kann sinnvoll sein, wenn ein Medikament alleine nicht wirkt. Wie bei

einem Bluthochdruck, wo die Kombination mehrer Blutdrucksenker sinnvoll ist, kann eine Zweier-, seltener eine Dreierkombination nötig sein.

Ich kann nicht über ein schweres Kindheitstrauma hinwegkommen, obwohl ich mich schon eine ganze Psychotherapie lang darauf konzentriere. Macht Psychotherapie für mich überhaupt noch Sinn?
Ja, ganz bestimmt. Aber vielleicht sollte Sie sich mehr auf Ihre gegenwärtige Situation beziehen.

Mein Partner starb vor drei Jahren. Wieso sollte ich mich wieder jemals freuen können?
Zu jedem Tod und Abschied kommt die Trauer hinzu. In wessen Sinne wäre es, sich niemals mehr freuen zu können. Mit der Trauer kann aber auch eine Depression einsetzen. Ist diese überwunden, können Sie sich wieder freuen.

Was passiert, wenn ich mit meinem Hausarzt über meine Depression rede?
Sie haben mit Ihrem Hausarzt bereits eine längere Strecke Ihres Lebens geteilt, er kennt Ihr Inneres vom EKG und Ultraschall und Ihre aktuellen Medikamente. Trotzdem fällt es Ihnen wie den meisten Menschen schwer, eine andere Form von Innerlichkeit, Ihre innere Bedrängnis und Niedergeschlagenheit zu thematisieren. Auch hat sich Ihre Depression schleichend entwickelt, Sie waren schon ein Dutzend Mal beim Arzt, ohne dass die Niedergeschlagenheit Thema wurde. Falls es eine Depression ist, hätte er es doch bestimmt erfasst und angesprochen. Oder wa-

ren die Schlafstörungen und das Gefühl wie Blei in den Gliedern nicht eindeutig? Oder scheut auch er das Thema?

Wenn Sie an diesem Punkt sind, dass Sie Ihre Beschwerden als Symptome einer Depression erfassen können, sollten Sie die Möglichkeit, an einer Depression erkrankt zu sein, direkt ansprechen. Durch den Einschluss einer psychosomatischen Grundausbildung sind heute Haus- und Fachärzte aller Spezialisierungen über die Krankheit gut informiert. Ihr Arzt wird die Möglichkeiten abwägen, ob eine Depression am besten die Symptome erklärt, und je nach Vorbefunden zum Beispiel noch eine Laboruntersuchung zum Ausschluss einer Blutarmut oder Hormonstörung vornehmen. Er kann Ihnen den Besuch eines Facharztes für Psychiatrie und Psychotherapie oder eines psychologischen Psychotherapeuten oder die Einnahme eines Medikaments gegen Depressionen vorschlagen.

Oft ist es einfacher, tiefer berührende Gespräche mit einer gesprächsoffenen, aber auch entfernteren Person als dem Hausarzt zu führen. Alle genannten Personen unterliegen selbstverständlich der Schweigepflicht. Mit Ihrem Einverständnis können auch weitere Personen in einzelne Gespräche einbezogen werden, zum Beispiel Ehepartner oder Kinder. Sie sind natürlich jederzeit frei in der Wahl Ihres Arztes oder Therapeuten. Über gute Zahnärzte und Friseure spricht man, die besonderen Qualitäten einzelner Ärzte oder Therapeuten in der Depressionsbehandlung sind schwieriger zu erfassen. Ein wichtiges Merkmal ist, wie genau der Arzt Ihre Symptome und Belastungsfaktoren erfasst, nachfragt und Ihnen Raum zur Schilderung lässt.

Was ist eine Gedächtnissprechstunde? Was geschieht da?
Gedächtnissprechstunden sind zumeist von Nervenärzten organisierte Spezialsprechstunden, an die sich ältere Menschen mit Konzentrations-, Gedächtnis- und Antriebsstörungen wenden können. Zur Erkennung von Hirnleistungsstörungen werden zumeist neuropsychologische Tests durchgeführt, zum Beispiel das Erlernen einer Wortliste oder das Benennen von Bildern. Depressionen als Ursache von Konzentrations- und Antriebsstörungen sind in Gedächtnissprechstunden gut bekannt, so dass diese Differenzialdiagnose durch ein ärztliches Gespräch, zum Teil auch durch standardisierte Depressionsfragebögen erfasst wird. Eine Vorstellung in einer Gedächtnissprechstunde kann zur Klärung der Frage, ob eine Depression vorliegt, sinnvoll sein.

Was kann ich tun, wenn ich betroffen bin?

Wenn Sie betroffen sind, werden Sie viele der oben beschriebenen Symptome kennen und vielleicht auch schon Erfahrungen mit verschiedenen Ärzten gemacht haben. Es fällt Ihnen wahrscheinlich nicht leicht, zu akzeptieren, dass Sie an einer Depression leiden. Wie viele Menschen mit einer schweren Erkrankung suchen Sie eine Erklärung dafür, warum Sie krank sind. Vielleicht landen Sie in Ihren depressiven Gedankengängen dabei, sich selbst die Schuld an der Depression zu geben. Oder Sie verfallen darauf, dass Ihre Niedergeschlagenheit ein unabänderliches Schicksal sei. Sie haben aber die Möglichkeit, alle Heilungschancen zu nutzen. Sie nutzen Sie sogar bereits jetzt, da Sie diese Zeilen lesen – und das ist ein gutes Zeichen für Ihre Fähigkeiten, Änderungen einzuleiten. Doch darüber hinaus können Sie einiges tun:

Benennen Sie die Krankheit

Viele der besprochenen Symptome können Sie jetzt als Zeichen der Depression erkennen. Falls Sie bisher noch nicht bei einem Arzt waren oder immer noch eine andere versteckte Erkrankung vermuten, sprechen Sie nochmals oder erstmals einen Arzt an. Wiederholte Untersuchungen des ganzen Körpers mit allen verfügbaren Methoden machen keinen Sinn, wenn erfahrungsgemäß eine Depression die Beschwerden am besten erklärt. Wenn der Antriebs- und Appetitmangel, die Schlaf- und Konzentrationsstörung, die Ruhe- und Freudlosigkeit oder welche Symptomzusammenstellung auch immer von der Depression herrühren, als solche benannt werden, haben Sie auch schon den Hauptzielpunkt einer Veränderung gefunden, den Ansatzpunkt für den Kampf mit der Depression.

Nehmen Sie den Kampf auf

Wie bei vielen Erkrankungen ist es wichtig, dass bei einer Depression der Betroffene selber auch den Kampf aufnimmt. Die Depression redet Ihnen vielleicht ein, dass Sie nichts tun können. Sie können vielleicht nicht alles tun und heute ist der Schritt, einen Telefonanruf zu tätigen, das Einzige, was Sie tun können. Aber morgen können Sie vielleicht schon zwei Schritte gehen.

Vermeiden Sie Überforderung

Neu beginnen können Sie mit jedem Tag. Aber wenn Sie länger nicht mit Menschen gesprochen haben, kann ein einzelnes Gespräch am Tag schon anstrengend sein. Realistische kleine Ziele sind besser als keine Ziele und besser als unrealistische Ziele. Beginnen Sie mit kleinen Schritten.

Versagen Sie sich nicht die Anerkennung

Auch wenn Sie nur einen kleinen Schritt gemacht haben, er verdient große Anerkennung. Der Schritt war schwierig und Sie sind ihn gegangen. Hat es nicht geklappt, war er vielleicht sogar zu groß.

Erkennen Sie, was Sie schwermütig macht

Viele Menschen empfinden ihre Schwermut wie ein Fieber aus heiterem Himmel. Sie legen sich ins Bett und hoffen, dass es vorübergeht. Diese Strategie versagt aber bei einer Depression und macht diese noch schlimmer und unterstützt sogar noch einen monatelangen Verlauf. Gab es und gibt es aktuelle Dinge, die zu Ihrer Schwermut beitragen? Bedrückt Sie, dass erwartete Anrufe ausblieben? Ist ein Streit in der Schwebe, ohne Lösung in Sicht? Ein Gewinn des Alters kann es sein, Konflikte unter dem Blickwinkel einer langen Erfahrung in ihrer Unbedeutsamkeit zu erfassen. Den ersten Schritt zu machen heißt dabei nicht, zu Kreuze zu kriechen.

Spüren Sie den Windhauch der Veränderung

Viele Menschen mit einer Depression berichten, seit zwei Jahren durchgehend freudlos zu sein. Bei genauerer

Durchsicht der Zeit finden sich jedoch Phasen von einigen Stunden, Tagen oder sogar Wochen, wo die Depression sich lichtete. Beobachten Sie genau, was in solchen Stunden oder an solchen Tagen passiert. Was war anders? Was hat zu der Veränderung beigetragen? Können Sie solche Tage planen?

Misten Sie unnütze Gedanken aus

Vielleicht hätten Sie vor 30 Jahren ein anderes Jobangebot annehmen sollen oder manchen Streit mit einem verstorbenen Angehörigen nicht führen sollen. Vielleicht hätten Sie mehr Kontakte mit den Nachbarn pflegen und Ihre Gelenke durch ein reduziertes Körpergewicht entlasten sollen. STOPP! STOPP! STOPP! Jeder Mensch kennt solche Gedanken – sie zweimal zu denken ist einmal zu viel.

Eigenlob ist der Tod der Depression

Untersuchungen zum deutschen Schul- und Erziehungssystem haben gezeigt, dass kaum ein Lob ohne Aber gegeben wird und Eigenlobtendenzen negativ gesehen werden. Dies gilt noch mehr für die Jahrzehnte, in denen Menschen, die heute über 60 Jahre alt sind, aufwuchsen. Der Inhalt des Aufsatzes ist gut, aber die Schrift ist schlecht. Das ist die beste Mathematikarbeit von dir in diesem Schuljahr, aber es ginge noch besser. Wer traut sich denn schon zu, öffentlich zu sagen »Das habe ich sehr gut gemacht!«? Loben Sie sich selber, denn Sie haben es verdient. Einfach so. Wenn Sie Belege brauchen, schreiben Sie die drei wichtigsten Sachen auf, die Sie in ihrem Leben erreicht haben. Kommen Sie nicht auf drei

Dinge, brauchen Sie vielleicht einen Trainer oder Therapeuten, weil Sie im Moment zu depressiv sind. Haben Sie die Dreierliste zusammen, gehen Sie sie täglich durch. Natürlich nicht, ohne sich zu loben.

Augen und Ohren auf!

In großen Ballungszentren oder Mietshäusern lernen die Menschen, andere Menschen auszublenden. Manche empfinden dann sogar, fast gänzlich allein zu sein. Hier können Achtsamkeitsübungen helfen, die Welt wieder als belebt und lebhaft wahrzunehmen. Achten Sie darauf, was für Schuhe die Menschen um Sie herum tragen. Blicken Sie höher. Wie sieht es mit einem Gürtel aus? Blicken Sie ins Gesicht und grüßen Sie durch ein Nicken, eventuell bei Bekanntheit auch durch einige Worte. Wenn Sie interessiert schauen, wird auch Ihr Gegenüber interessierter. Wenn Sie nur in Ihrem eigenen Fuchsbau hausen, wird Ihr Gegenüber nur vorüberhuschen.

Entwickeln Sie Tagespläne

In guten Stunden ist es einfach, einen Plan zu fassen, in schlechten Stunden ist es besser, einen Plan zu haben. Entwickeln Sie Tagespläne, die Sie nicht überfordern. Planen Sie Unternehmungen kleinschrittig. Besorgen Sie sich Öffnungszeiten von Schwimmbädern und Museen, Fahrzeiten von Bussen und Bahnen. Verwahren und sammeln Sie Telefonnummern von Personen, die Sie anrufen wollen, an einem Ort. Wenn Sie an einem guten Sonntagabend für Montag einen Schwimmbadbesuch planen, Montagmorgen aber schon Schwierigkeiten mit dem Aufstehen haben, auf den Bus eine halbe Stunde im Regen warten, um dann vor der verschlossenen Schwimmhalle zu stehen, dann wird die Depression aus der ganzen Idee einen Misserfolg machen.

Führen Sie Tagesprotokolle

Notieren Sie zu festgesetzten Tageszeiten, was Sie aktuell machen und wie Sie sich fühlen. Erhöhen Sie die Zeit für Aktivitäten, bei denen Sie sich besser gefühlt haben. Haben Sie sich in Zeiten von Inaktivität schlechter gefühlt? Reduzieren Sie diese Zeiten.

Setzen Sie auf einen Trainer oder wenden Sie sich an einen Therapeuten

Tagesprogramme und Tagesprotokolle können mit einem »Trainer« besser eingehalten werden. Für manche Menschen ist ihr Hund bereits ein ausreichender Trainer. Er ermuntert zu Aktivitäten, fordert regelmäßig Unternehmungen ein und gibt positive Rückmeldungen. Für manche älteren Menschen sind auch ihre Enkelkinder gute Trainer. Einige nutzen auch den Aufforderungscharakter wiederkehrender Termine in Vereinen oder Kirchengemeinden. Da kann eine gewisse Selbstverpflichtung zur Teilnahme auch mal über vier, fünf schlechte und antriebsarme Wochen hinweghelfen. Die Trainerrolle muss aber oft aktiv vergeben werden. Dabei können Angehörige, Freunde und Nachbarn helfen. Erwarten Sie aber nicht, dass diese Person die Rolle eines Alleinunterhalters spielt oder jederzeit verfügbar ist. Stecken Sie Ihren Trainer auch nicht mit Ihrer Niedergeschlagenheit an (siehe Seite 32)!

Bei fehlender Besserung oder bei zunehmender Schwere der Depression sollten Sie sich an einen Psychiater und

Psychotherapeuten wenden. Vielleicht ist es für Sie auch sinnvoll, einen Psychotherapeuten wöchentlich zu sehen und von ihm Rückmeldung bezüglich des Tagesprogramms und der Tagesprotokolle zu bekommen. Vielleicht gibt es für eine Psychotherapie auch wichtige Themen aus Ihrer Vergangenheit, die für die jetzige Depression von Bedeutung sind. Scheuen Sie sich nicht, Ihren Arzt aktiv nach einer Psychotherapie zu fragen.

Hilfestellungen für Angehörige depressiver Menschen

Wenn Sie das Buch lesen, weil Sie sich Sorgen um einen depressiven Angehörigen machen, dann kommt jetzt der Punkt, an dem Sie sich überlegen müssen, wie weit Sie sich in den Gesundungsprozess einbringen wollen und können. Sie könnten zum Beispiel die Kontaktaufnahme mit einem Arzt oder Psychotherapeuten erleichtern. Sie könnten aber auch die Rolle eines Trainers (siehe Seite 132) übernehmen. Dies kann bei einer engen verwandtschaftlichen Beziehung manchmal schwieriger sein als bei einer etwas entfernteren Beziehung.

Häufige Fragen von Angehörigen

Es gibt Fragen, die mir regelmäßig von Angehörigen von depressiven Menschen gestellt werden. Die Antworten darauf mögen auch Ihnen Orientierung für die Begleitung Ihres Angehörigen geben.

Mein Vater ist sehr depressiv und will nicht zum Arzt. Was kann ich tun?
Männer fragen generell ungern nach Hilfe und gehen ungern zum Arzt. Geht es um psychische Probleme, sind die Hürden noch größer. Am ehesten kann der Weg noch über den Hausarzt gebahnt werden. Fragen Sie Ihren Vater, ob Sie ihn bei einem Hausarztbesuch begleiten dürfen, weil Sie sich Sorgen wegen seiner bedrückten Stim-

mung machen. Sie können ihren Vater huckepack nehmen, aber nicht gegen seinen Willen. Viele Menschen mit einer Depression sind stark wankelmütig, mal stimmen sie einem Arztbesuch zu, dann wieder nicht. Nehmen sie das zustimmende Wort als Auftrag und stärken Sie diese Entscheidung durch eigene Entschlossenheit. Menschen mit einer schweren Depression können fast willenlos wirken. Auch hier hilft Ihre Entschlossenheit. Gegen den erklärten und nicht wankenden Willen des Erkrankten können Sie ihn nicht zu einem Arztbesuch zwingen, es sei denn, dass er sich selbst oder andere aufgrund der Depression gefährdet. Viele Menschen mit einer Depression haben Angst, dass sie im ärztlichen Bereich als willenlose Objekte behandelt werden. Im Gegenteil, gerade im psychiatrisch-psychotherapeutischen Bereich wird der freien Entscheidung des Kranken breiter Raum eingeräumt – auch der Raum zur Ablehnung einer sinnvollen und meist hilfreichen Behandlung.

Meine Mutter hat auf 35 Kilogramm abgenommen. Kann es eine Depression sein?
Depressionen können für einen erheblichen Gewichtsverlust verantwortlich sein, insbesondere wenn er aufgrund einer Appetitstörung auftritt, obwohl der Betreffende keine weiteren Klagen oder Beschwerden hat. Bei schweren Depressionen können dazu die Antriebsstörung sowie Befürchtungen, dass nicht genug Geld zur Verfügung (Verarmungsbefürchtung) oder das Essen vergiftet (Vergiftungsideen) sei, beitragen. Ist die Gesundheitsfürsorge durch solche schweren Symptome einer Depression eingeschränkt, ist oft eine stationäre Behandlung unumgäng-

lich. Bei fehlender Einsicht kann hier die Einrichtung einer juristischen Betreuung notwendig werden.

Die Anregung zur Einrichtung einer Betreuung kann dabei von jedem, der Kenntnis von der Notwendigkeit hat, beim zuständigen lokalen Gericht des Wohnorts erfolgen. Dabei können je nach Bundesland Unterschiede in der gerichtlichen Zuständigkeit (oft Familiengericht) bestehen.

Das Gericht holt dann von sich aus Informationen ein, weshalb am besten der betreuende Hausarzt im Vorfeld informiert und in der Anregung benannt werden sollte. Nach Einholung einer kurzen hausärztlichen Stellungnahme zur Notwendigkeit einer Betreuung im juristischen Sinn erfolgt dann eine Anhörung der Person, für die eine Betreuung angeregt wurde. Hat der zu Betreuende im Rahmen einer Betreuungsverfügung oder Vorsorgevollmacht einen Wunsch bezüglich der Person des Betreuers niedergelegt, so ist dies für das Gericht maßgeblich. Ansonsten wird zumeist ein Betreuer aus dem Kreis der Angehörigen benannt. Wird eine Betreuung für die Gesundheitspflege und den Aufenthalt errichtet, kann, wenn eine medizinische Notwendigkeit für eine Unterbringung in einem Krankenhaus besteht, der gerichtlich bestellte Betreuer eine Krankenhausunterbringung bei dem mit Betreuungsfragen beschäftigten Gericht beantragen. Dieses mehrtägige Verfahren ist natürlich nur sinnvoll, wenn nicht akute Gefahr im Verzug ist.

Ich habe einen Strick auf dem Dachboden gefunden …
Sollten Sie konkrete Hinweise für akute Selbsttötungsabsichten finden oder ist es zum Beispiel zu einer Tabletten-

vergiftung in dieser Absicht gekommen, ist zumeist die unverzügliche stationäre Behandlung unumgänglich. Hier können Sie über den Notarzt eine direkte Vorstellung in einer psychiatrischen Klinik anstoßen. Sollte sich die Notwendigkeit einer stationären Aufnahme bestätigen, kann sofort eine Aufnahme erfolgen, bei fehlender Behandlungsbereitschaft auch gegen den Willen des Erkrankten. Eine richterliche Anhörung findet dann in der Klinik statt.

Meine Mutter schafft es nicht, ihre Medikamente richtig einzunehmen. Darunter sind auch Antidepressiva.
Viele Medikamente können im Alter nicht wirken, da sie nicht mit der gebotenen Regelmäßigkeit eingenommen werden. Hier kann die hausärztliche Verordnung einer Überwachung der Medikation durch eine Sozialstation sinnvoll sein.

Meine Frau liegt am liebsten nur im Bett. Anfänglich reichten leichte Aufforderungen, um sie zum Aufstehen zu bewegen, mittlerweile ist es ein beständiger Kampf. Je mehr ich zerre, desto schlimmer wird es.
Ein starker Rückzug ins Bett findet sich häufig bei Depressionen. Im familiären Beziehungsgeflecht kann dies bei schon vor der Erkrankung eher kämpferischen Verhaltensmustern zwischen den Partnern in der Phase der Depression in eine destruktive Kraftprobe ausarten. Hier macht es Sinn, andere Personen in die Versorgung mit einzubeziehen beziehungsweise eine stationäre Behandlung anzustreben.

Die Gespräche meiner Mutter kreisen immer nur um das Thema Tod. Soll ich wie bisher immer sofort das Thema wechseln?
Durch die zunehmende Häufigkeit von Todesfällen im näheren Umfeld ist der Tod im Alter stärker präsent. Eine Thematisierung im Zusammenhang mit einem konkreten Ereignis hilft der Bewältigung. Versuchen Sie zu verstehen, worum es Ihrer Mutter bei diesem Thema geht. Kreist das Thema um einen eigenen Lebensüberdruss und die Sinnlosigkeit des Lebens im Allgemeinen, liegt vermutlich eine Depression vor. Ist Ihre Mutter hochbetagt, blickt zufrieden auf Ihr Leben, und spielt das realistische Thema Abschied eine Rolle? Geben Sie ihr die Gelegenheit, ihre Gedanken auszusprechen, auch wenn Sie selber manchmal den Gedanken an den Tod Ihrer Mutter wegschieben möchten. Wenn keine Depression vorliegt, sollte das Thema Tod dann wieder in den Hintergrund treten.

Mein Vater trinkt nach dem Tod meiner Mutter vor fünf Jahren vermehrt Alkohol und ruft dann öfters an und erklärt, nicht mehr leben zu wollen. Kann ich ihm helfen?
Gerade die Mischung aus Alkohol oder Beruhigungsmittel (keine Antidepressiva, sondern Medikamente vom Benzodiazepin-Typ) und einer Depression sind gefährlich; Selbstgefährungen bis hin zu einem Selbstmordversuch sind denkbar. Hier ist eine fachärztliche oder auch eine stationäre Behandlung erforderlich. Werden klare Selbsttötungsabsichten deutlich, zum Beispiel bei einer Vergiftung mit Alkohol und Tabletten, ist auch eine stationäre Behandlung gegen den Willen des Betroffenen angezeigt.

Meine 80-jährige, körperlich rüstige Mutter gibt mir zu verstehen, dass sie nicht depressiv wäre, wenn ich wieder in ihr großes leeres Haus einzöge. Ich bin als alleinstehende Frau jedoch in einer anderen Stadt berufstätig. Bin ich schuld an ihrer Depression?

Nein, wie kommen Sie darauf? Die Hälfte aller 80-jährigen Frauen lebt alleine, von diesen ist höchstens ein Zehntel depressiv. Fragen Sie Ihre Mutter, was sie mit der Leere des Hauses meint. Auch wenn sie rüstig ist, kann es sinnvoll sein, aufgrund der Kontakte in ein betreutes Wohnen zu ziehen. Falls Ihre Mutter die Erwartung hat, dass sie den Lebensmittelpunkt ihrer Tochter bildet, gibt es sicherlich einige biografische Entwicklungschancen, die noch nicht genutzt wurden. Würden Sie bei Ihrer Mutter einziehen, wenn Sie in der selben Stadt leben würden? Hier hilft es nicht, Ihren allgemeinverständlichen Willen zu einer eigenständigen Lebensführung hinter der äußeren Notwendigkeit der Berufstätigkeit in einer anderen Stadt zu verstecken. Je klarer und je früher die »Abnabelung« erfolgt, umso mehr kann auch eine innere Nähe zwischen gleichberechtigten erwachsenen Menschen entstehen. So kann sogar ein erneutes Zusammenleben in späteren Lebensphasen wieder möglich sein. Abnabelungsprobleme haben aber oft viele Facetten, und Erwartungen sowie Schuldgefühle sind oft verteilt. Während Paartherapien bei Eheproblemen oder Eltern-Kind-Therapien in der Kinderpsychotherapie gängig sind, ist eine gemeinsame Behandlung von alten Menschen mit ihren erwachsenen Kindern nicht etabliert. Bei Aufnahme einer Psychotherapie durch einen der Beteiligten können einzelne Gespräche zu dritt hilfreich sein.

Mein Mann ist nach einem Schlaganfall ganz depressiv geworden. Was hilft dagegen?

Eine Depression nach einem Schlaganfall hat natürlich eine starke körperliche Komponente, so können Hirngebiete, die für den Antrieb oder für die Gefühle wichtig sind, geschädigt sein. Gleichzeitig liegt vielleicht auch eine Lähmung oder eine Sprechstörung vor. Wichtig ist, dass alle Hilfen zur Rückbildung der Beeinträchtigungen aktiv genutzt werden, also Krankengymnastik und Logopädie. Wenn die aktive Nutzung aufgrund der Depression nicht möglich ist, sollte eine Behandlung mit einem Antidepressivum begonnen werden. Eine unterstützende und aktivierende Umgebung ist viel wert. Verheiratete Menschen haben darum auch eine viel bessere Prognose.

Meine Frau ist ganz niedergeschlagen und vergesslich. Liegt bei ihr eine Demenz vor?

Niedergeschlagenheit und Vergesslichkeit kommen in allen Altersgruppen vor. Bei einer 30-Jährigen denkt niemand an eine Demenz, im 70. Lebensjahr schon eher. Trotzdem ist es im 70. Lebensjahr viermal wahrscheinlicher, dass eine Depression statt einer Demenz vorliegt. Suchen Sie einen Facharzt oder eine Gedächtnissprechstunde (siehe Seite 127 und Seite 158) auf, egal unter welchem Überweisungsanlass (Depression oder Demenz); der Spezialist, der sie untersucht, wird immer beides im Blick haben.

Wie gehe ich mit meinem depressiven Angehörigen um?

Depression ist nicht ansteckend im Sinne einer Infektionserkrankung, aber die Niedergeschlagenheit ist insbesondere unter nahen Verwandten leicht übertragbar. Manchmal erkennt man erst nach einer längeren Zeit, dass viele Schwierigkeiten von einer Depression abstammen.

Immunisieren Sie sich gegen die Niedergeschlagenheit
Sehen sie zu, dass Sie selber Ausgleich zu den Kontakten mit dem depressiv Erkrankten haben. Stoppen Sie abwärtskreisende Erzählungen, loben Sie kleine positive Veränderungen. Sprechen Sie die Schwierigkeiten und Symptome als Zeichen einer Depression an.

Überfordern Sie Ihren Angehörigen nicht
Helfen wollen und helfen können sind zwei verschiedene Paar Schuhe. Sobald Ihr erkrankter Angehörger äußert, dass *Sie* niedergeschlagen wirken, vollkommen abgespannt sind und er an Ihnen erkennen kann, dass er nur noch eine Last für andere ist, müssen Sie weitere Hilfe holen. Selber depressiv zu werden hat noch nie jemandem mit einer Depression geholfen. Fragen Sie sich auch ab und zu, wie es Ihnen selber geht.

Vermitteln Sie Ihrem Angehörigen:

- Ich bin für dich da, auch wenn du krank bist.
- Ich mag dich, auch wenn du depressive Phasen hast.
- Ich teile deine negative Zukunftssicht nicht.
- Ich teile deine Ängste nicht.

Bieten Sie Ihrem Angehörigen an:

- Ich helfe dir, einen Arzt oder Psychologen aufzusuchen.
- Ich helfe dir, Kontakte im Umfeld aufzunehmen.
- Ich helfe dir, mobil zu sein.
- Ich helfe dir, einen Plan für den nächsten Tag/die nächste Woche zu erstellen, damit du wieder aktiver werden kannst.

Vermeiden Sie:

- Appelle an die Willenskraft,
- die Schuld an der Depression Einzelereignissen oder Personen zuzuschreiben,
- sich zu beklagen, wie stark die Belastung durch die Depression für Sie ist,
- zu starke Hoffnungen in kleine Reisen oder Besuche zu setzen,
- in ein Klagen darüber einzustimmen, wie schlecht die Welt ist,
- selber krank zu werden. Lassen Sie sich nicht niederschlagen. Sagen Sie Stopp, wenn sich alles nur noch in rabenschwarzen Gedankenkreisen dreht.

Welche der Hinweise und wie im Einzelnen Sie die Hinweise nutzen können, hängt von vielerlei Voraussetzungen ab. Ist Ihr betroffener Angehöriger Ehepartner, kennen Sie ihn sehr gut und leben eng zusammen. Trotzdem kann eine Depression selbst in langjährigen Ehen den vertrauten Menschen stark befremdlich erscheinen lassen. Depressive Ehepartner entwickeln oft den Gedanken, dass der Partner sie verlassen will. Da sie sich nicht selber mit Zuneigung begegnen, erscheint ihnen der Gedanke fremd, liebenswert zu sein. Dies kann sich sogar bis zu quälenden Eifersuchtsfantasien steigern. Ihr Verhalten sollte deshalb für Ihren Partner transparent und verständlich sein. Versuchen Sie, ihn zu gemeinsamen Aktivitäten zu bewegen. Lassen Sie sich aber durch seine Depressivität nicht von Aktivitäten abhalten, die Sie gewöhnlich auch alleine gemacht hätten, wenn er nicht krank geworden wäre. Erklären Sie, dass Sie diese Phase gemeinsam durchstehen werden. Begleiten Sie ihn zu Arztterminen.

In der Beziehung zu den eigenen Eltern haben zumeist die Töchter den größeren emotionalen Zugang als die Söhne. Gleichen Sie Ihre Eindrücke unter den Angehörigen ab: Haben alle den Eindruck, dass eine Depression vorliegt? Wer kann welche Unterstützung bei welchen Aktivitäten anbieten? Wer ist in Gefahr, sich zu überfordern? Je einheitlicher die Sicht im Familienkreis ist und je mehr Schultern Aufgaben übernehmen können, umso besser. Gute Freunde der Familie sollten in die Überlegungen und Aufgabenvergabe eingeschlossen werden. Viele kennen das Problem aus ihrer eigenen Familie.

Die Beziehungen zu Schwiegertöchtern und Schwiegersöhnen sind nochmals von Besonderheiten geprägt. Aufgrund des späteren Eintritts in die Familie fällt ihnen normalerweise nicht die Rolle des Tempomachers im familiären Entscheidungs- und Hilfeprozess zu. Allerdings liegt hier auch eine gute Chance, zum wertvollen Teamspieler zu werden. Aufgrund des größeren Abstands können diese Personen oft eher das krankhafte der Depression sowie die Gefahr der Überforderung der engsten Familienmitglieder sehen.

Enkelkinder haben im Kindesalter oft den Vorteil, Wahrheiten auszusprechen, die den Kindern selber nicht so leicht ins Bewusstsein oder über die Lippen kommen würden: »Opa/Oma musst Du immer so traurig sein?« Dialoge zwischen Großeltern und Enkeln können manchmal philosophisch-therapeutische Formen annehmen. Aber auch im erwachsenen Lebensalter können Enkel manchmal am besten die Großelterngeneration erreichen.

Gute Freunde sind ein wertvoller Bund, der sich in verschiedenen Lebensabschnitten, auch in höherem Lebensalter, schließen lässt. Schulfreunde können nach der Rente einander gut Rat und Hilfe geben. Wer zu diesem Zeitpunkt noch in der Denkfigur des Vergleichens verblieben ist, verdient eher Mitleid oder Therapie. Freunde aus der Arbeitszeit und der Nachbarschaft können hilfreich sein, um Aktivitäten zu erhalten oder aufzubauen; die räumliche Nähe erlaubt ungezwungene Treffen. Freundschaften, die eine Depression durchgestanden haben, haben ihre Feuertaufe bestanden.

Therapien bei Depression

Eine Depression hat nie eine Wurzel, sondern das Geflecht aus biologischen Faktoren, psychologischen Entwicklungslinien und sozialer Teilhabe spielt immer eine Rolle. Immer. Frühere Vorstellungen, Depressionen in so genannte endogene (noch unbekannte Hirnfunktionsstörungen) und reaktive (alles ist Ursache eines bestimmten äußeren Ereignisses oder der aktuellen Lebenssituation) Depressionen unterteilen zu können, sind gescheitert. Eine Depression beinhaltet immer beides, eine Störung der Hirnfunktion und äußere Ereignisse oder Umstände, die eine Depression begünstigen.

Auch der Versuch einer Gewichtung dieser verschiedenen Pole ist vergeblich und führt nicht zu einer klaren Bevorzugung einer der unten aufgeführten Behandlungsmöglichkeiten. Sind zu 30 Prozent die Gene, zu 50 Prozent die Lebensgeschichte und zu 20 Prozent die aktuelle Lebenssituation schuld? Oder ist die Verteilung 50 Prozent, 10 Prozent, 40 Prozent? Es gibt keine Verfahren, beim einzelnen Betroffenen hierfür eine klare Abschätzung zu erhalten. Vorhersagen, dass bei einer schwierigen Lebensgeschichte insbesondere Psychotherapien mit einem Fokus auf die Biografie helfen und bei einer starken familiären Belastung mit psychischen Erkrankungen eher Medikamente, stimmen nicht. Klar ist, dass beides eine Teilhabestörung nicht überwinden kann. Antidepressiva und Therapiegespräche werden eine vollkommen abgeschnittene Lebenssituation nicht aus der Welt schaffen, die zum Beispiel durch die isolierte Wohnsituation, geringen finanziellen Spielraum, Hör- und Sehstörungen sowie Einschränkungen der Mobilität bedingt sind. Hier ist unabhängig von diesen beiden Therapieformen durch eine Sozialberatung zu Finanzen und Begegnungsstätten sowie durch eine Einführung geeigneter Hilfsmittel, zum Beispiel Hörgerät oder Rollator, Abhilfe zu schaffen. Im Gegensatz zu Depressionen bei jüngeren Menschen ist eine besondere Beachtung dieser Bereiche und eine mehr aktive Hinführung zu Unterstützungsmöglichkeiten bei Menschen mit einer Depression im Alter notwendig.

Medikamentöse Therapien, Antidepressiva

Antidepressiva beeinflussen die Nervenbotenstoffe und können so zu einer Gesundung bei einer Depression beitragen. Während frühere Medikamente gerade im Alter mit stärkeren Nebenwirkungen behaftet waren, sind die Neuentwicklungen der letzten 20 Jahre deutlich besser verträglich, wenn auch nicht wirksamer als alte Präparate. Die Antidepressiva wirken auf Botenstoffe wie Serotonin, Noradrenalin und Dopamin. Manche Substanzen wirken nur auf einen Botenstoff, einige wirken auf zwei Botenstoffe gleichzeitig. Die Behandlung erfolgt zu Anfang in niedriger Dosierung, die dann allmählich gesteigert wird. Eine Wirkung kann erst nach mehreren Wochen beurteilt werden.

Lithium, ein Salz, kann auch zur Depressionsbehandlung eingesetzt werden. Die Dosierung hängt eng von der Nierenfunktion ab und der Blutspiegel muss anfänglich kontrolliert werden. Lithium hat sowohl in der Behandlung als auch in der Vorbeugung neuer depressiver Phasen seinen Stellenwert.

Antiepileptika sind Medikamente, die zur Behandlung einer Epilepsie entwickelt wurden. Manche können aber auch bei ängstlich-depressiven Symptomen helfen. Psychiater und Neurologen haben damit eine große Erfahrung.

Pflanzliche Präparate, zum Beispiel Johanniskraut, können bei leichteren depressiven Verstimmungen eingesetzt werden. Für weitere pflanzliche oder naturheilkundliche Präparate gibt es keinen Nachweis, dass sie wirken.

Schlafmittel vom Benzodiazepin-Typ sind stark verbreitet und lassen sich auch bei schweren körperlichen Erkrankungen einsetzen. Im Gegensatz zu Schlaf fördernden Antidepressiva besteht eine deutliche Gewohnheitsbildung und Abhängigkeitsgefahr. Auch bei alleiniger Schlafstörung ohne Depression sollten sie nie länger als zwei Wochen eingenommen werden.

Elektro- und Magnetostimulationstherapien

Eine Elektrokrampftherapie gehört zu den wirksamsten Therapiemöglichkeiten bei schweren Depressionen. Abwandlungen in Form von leichteren Elektro- oder Magnetostimulationstherapien konnten bisher keine ähnlich starken Erfolge verzeichnen. Diese Therapien finden meist im Rahmen einer stationären Behandlung statt.

Psychotherapien

Psychotherapien werden von entsprechend ausgebildeten Ärzten und Psychotherapeuten durchgeführt. Psychotherapeutische Anteile spielen immer in der Behandlung durch einen Psychiater eine wichtige Rolle, auch wenn keine formale Psychotherapie beantragt und durchgeführt wird. Bei älteren Menschen ist eine verdichtete Behandlung mit zwei oder mehr Terminen pro Woche oft nicht sinnvoll, sondern eher weitergesteckte Therapieintervalle. Eine längerfristige Begleitung über ein oder zwei Jahre, dann auch mit monatlichen Terminen, kann eine gute Hilfe sein.

Während sich die Entwicklung der Psychotherapien aus verschiedenen Schulen speist, ist die Behandlung am einzelnen Patienten auszurichten. Heutzutage sind wirksame Therapien deshalb mehr am Krankheitsbild als an der theoretischen Herkunft orientiert, weshalb von störungsspezifischen Therapien gesprochen wird.

Die zwei Hauptwurzeln der Psychotherapieentwicklung sind die psychoanalytischen Ansätze und die kognitiv-verhaltenstherapeutischen Ansätze. Als Begründer der Psychoanalyse war Sigmund Freud selber sehr skeptisch gegenüber einer Psychoanalyse im Alter, eine Einstellung, die über seine Schüler hinaus die Erforschung der Psychotherapie der Altersdepression stark beeinträchtigte. Die kognitiv-verhaltenstherapeutischen Ansätze sehen im Gegensatz zu der psychoanalytischen Fixierung auf die frühen Lebensjahre auch die Bedeutung aktueller Denk- und Verhaltensweisen für die aktuelle Depression. Hierzu erfolgt eine stärkere Fokussierung auf die jetzige Lebenssituation und mögliche Verhaltensänderungen. Auch sind Elemente der Logotherapie, eine Therapie, die die Sinnstiftung als ein therapeutisches Element einführt und von Viktor Frankl nach dem 2. Weltkrieg insbesondere in der Begegnung mit Menschen mit schweren Schicksalen entwickelt wurde, sinnvoll.

Eine gelungene Mischung dieser Ansätze zur Behandlung von Depressionen im Alter ist zum Beispiel die Interpersonelle Psychotherapie (IPT), für die eine spezielle Form für ältere (IPT-LL, wobei LL für late life steht) entwickelt wurde. Die IPT ist an vielen Universitätskliniken Gegenstand der Ausbildung von Psychiatern und Psychotherapeuten. Die Frage der Ausbildung des Psychotherapeuten ist aber auch mit der Frage der Erfahrung verknüpft. Je häufiger ein Therapeut ältere Menschen behandelt, umso eher wird er einen großen Werkzeugkasten therapeutischer Instrumente für diese Patientengruppe besitzen und aus Erfahrung eine gute Auswahl daraus für die Behandlung des individuellen Patienten ziehen. Leider erhalten nur etwa 1,5 Prozent der 65- bis 70-Jährigen mit einer Depression eine Psychotherapie – im Gegensatz zu 15 Prozent der 25- bis 30-Jährigen – Tendenz mit weiter zunehmendem Alter weiter sinkend (Bericht der Gemündener Ersatzkasse zur ambulanten Versorgung 2007). Die Erfahrung der meisten Psychotherapeuten mit älteren Menschen ist deshalb auch extrem beschränkt. Über 90 Prozent der Psychotherapeuten gaben bei einer Umfrage an, keinen einzigen Patienten über 60 Jahre zu behandeln, so der Präsident der Bundespsychotherapeutenkammer auf dem Weltgesundheitstag 2006.

Bewegung, Kunst und Musik

Bewegung, Kunst und Musik werden bei stationärer Depressionstherapie eingesetzt. Insbesondere Bewegung ist wichtig, um wieder ein Wohlbefinden zu erreichen. Der Mensch ist von seinem Wesen her als Reisender angelegt. Die Schuhe auszuziehen und sich ins Bett zu legen ist die beste Methode, ein Krankheitsgefühl zu erzeugen. Depressionsstationen müssen darum manchmal gegen die Erwartung älterer Menschen ankämpfen, da in deren Vorstellung zu einem Krankenhaus gehört, dass man permanent im Bett liegt. Während es koronare Sportgruppen gibt, sind allerdings spezielle Sportangebote für ältere Menschen mit einer Depression nicht vorhanden. Jedoch wirkt auch ein nicht auf die Depression ausgerichtetes Seniorenturnen oder Wassergymnastik antidepressiv.

Ernährung

Essen hält Körper und Seele zusammen. Wenn Sie mit einem Menschen ein anregendes Mittagessen erleben können, bei dem dieser Appetit und Freude an einer guten Mahlzeit hat, sich auch noch einen Nachtisch gönnen und frei über Trauerfälle und Geburtstage von Enkeln mit entsprechender Gefühlsbeteiligung sprechen kann, dann geht es ihm gut. Gemeinsames Essen ist mehr als Ernährung. Fehlernährung kommt aber im Alter auch in unserer reichen Gesellschaft vor, zum Teil aus Schwierigkeiten bei der Zubereitung (Umgang mit dem Herd) oder beim Verzehr (Zahnprobleme). Die Aussage »Kochen lohnt sich für mich alleine nicht« macht sowohl auf eine Vereinsamungstendenz als auch auf eine reduzierte Fähigkeit, sich selber etwas Gutes tun zu können, aufmerksam. Die Teilnahme an einem gemeinsamen Mittagstisch in einer Begegnungsstätte kann hier mehr helfen als »Essen auf Rädern«. Die Überlegung, einer Depression durch Nahrungsergänzungsmittel entgegenzuwirken, ist aufgrund der guten Nährstoffversorgung im Allgemeinen nicht sinnvoll.

Viele Befunde zur Ernährung und Depression sind durch andere Faktoren miteinander verbunden. So sind niedrigere Vitamin-D-Werte bei Menschen mit einer Depression nicht Ursache der Verstimmung, sondern Folge der geringen Sonnenbestrahlung bei depressionsbedingtem Stubenhocken. Ein Genusslernprogramm kann mit guten Speisen aber antidepressiv wirken. Genießen zu lernen ist für depressive Menschen aber schwer und gehört eher zur Depressionsprophylaxe.

Tag-Nacht-Rhythmus

Ein gestörter Tag-Nacht-Rhythmus findet sich häufig bei einer Depression, und depressive Symptome finden sich häufig bei Schichtarbeitern. Ist der Tag-Nacht-Rhythmus im Rahmen einer Depression aus den natürlichen Grenzen gelaufen, sollte versucht werden, ihn wieder an die sozialen Zeitgeber anzupassen. Dafür gilt: Aufstehen etwa 8 bis 9 Uhr, dann keine Ruhezeit im Bett mehr bis zum Mittagessen, eventuell eine bis zwei Stunden Mittagschlaf, ins Bett gehen frühestens um 21 Uhr, spätestens um 23 Uhr. Schlaflosigkeit in der Nacht kann durch Bettlägerigkeit am Tag bedingt sein.

Wachtherapie

Manchmal wird insbesondere im stationären Behandlungsbereich durch eine Wachtherapie versucht, Schlafrhythmen wieder zu harmonisieren und die Depression zu bessern. Dazu wird zum Beispiel die Zeit von Mitternacht bis 12 Uhr mittags wach verbracht, um dann abends früh ins Bett zu gehen. Für diese Therapieform ist eine gute Begleitung erforderlich.

Entspannungsverfahren

Autogenes Training, progressive Muskelrelaxation, Tai Chi, Yoga und weitere Verfahren können zur Entspannung und Reduktion des Stresserlebens führen. Ein erstmaliges Erlernen während einer Depression ist schwierig, gerade aber bei hohem Stresserleben hilfreich. Das Erlernen solcher Verfahren gehört aber auch zur Prophylaxe.

Schlusswort

Depressionen sind kein Schicksal und überwindbar. Sowohl für die Vermeidung einer Depression als auch für ihre Heilung gilt, dass weniger einmalige Kraftanstrengungen als vielmehr ein kontinuierlicher Einsatz für die seelische Gesundheit – sei es die eigene oder die der Angehörigen – wichtig ist. Das für Sie persönlich beste Buch zum Gesundbleiben oder zur Heilung können nur Sie selber schreiben. Teile dieses Buches können dafür allerdings als Anleihe dienen.

Sie sind einen ersten Schritt mit dem Lesen dieses Buches gegangen. Weitere Schritte sind möglich. Dabei wünsche ich Ihnen viel Erfolg!

Empfehlungen für weiterführende Literatur

Klaus Dörner, Ursula Plog, Christine Teller, Frank Wendt: Irren ist menschlich. Lehrbuch der Psychiatrie/Psychotherapie. Neuausgabe 2002, 3. korrigierte Auflage, Psychiatrie Verlag, Bonn 2007

Dieses Buch ist zwar als Lehrbuch benannt, aber bei Weitem nicht nur für die Ärzte- und Therapeutenausbildung nützlich, sondern auch für Angehörige und Betroffene lesbar. Eine klare bildhafte Sprache und der Versuch, immer auch den Erkrankten zu verstehen, zeichnen das Buch aus. Medizinische Vorkenntnisse sind nicht erforderlich. Allerdings gibt das Werk einen breiten Blick über viele Krankheitsbilder, die vielleicht nicht für den Leser als Angehöriger oder Betroffener relevant sind. Zu warnen ist auch vor dem »Morbus Medizinstudent«. Aufgrund der eingängigen Schilderungen kann oft das Gefühl auftreten, dass man sich selber auch in entfernten Krankheitsbildern wiederfindet, die sicher nicht zutreffend sind. Medizinstudenten die zu einer Hypochondrie neigen, kennen dieses spezifische Auftreten von Gesundheitsbefürchtungen passend zum Vorlesungsstoff. Aber psychische Erkrankungen sind halt nur allzu menschlich.

Paul Watzlawick: Anleitung zum Unglücklichsein. Piper, München 1983

Wenn Sie nie einem Club beitreten würden, der sie selber als Mitglied akzeptieren würde, oder wenn Sie in ähnlicher

Weise ein Talent besitzen, sich unglücklich zu machen – mithilfe dieses Buches können Sie es perfektionieren. Zum Lesen bedarf es allerdings bei Angehörigen und Betroffenen auch einer Spur Humor. Jeder kann sich in den kleinen Geschichten wiedererkennen. Zur Prophylaxe sehr gut, für Schwerkranke zu anstrengend.

Mark Aurel: Selbstbetrachtungen.
Erhältlich zum Beispiel als Insel-Taschenbuch oder als Reclam-Ausgabe, aber auch in weiteren Verlagen

Fahre nur immer fort, dir selbst zu schaden, liebe Seele! Dich zu fördern wirst du kaum noch Zeit haben. Denn das Leben flieht einen jeglichen. Für dich ist es aber schon so gut als zu Ende, der du ohne Selbstachtung dein Glück aus dir heraus verlegst in die Seelen der anderen …

Höre endlich auf, dich selbst zu verwirren! Es ist nicht daran zu denken, dass du dazu kommst, was du dir für spätere Zeiten deines Lebens aufbehalten hattest, dies und jenes zu treiben und zu lesen und wieder hervorzusuchen. Darum gib solch törichte Pläne auf, und wenn du dich selber lieb hast, schaffe dir – noch vermagst du's – eiligst die Hilfe, deren du bedarfst.

Zur Vermeidung der Alterdepression exzellent, kein Stück veraltet, vielleicht auch eine Erinnerung an die eigene Schulzeit.

Francois Lelord, Christophe André: Der ganz normale Wahnsinn. Vom Umgang mit schwierigen Menschen. Aus dem Französischen von: Ralf Pannowitsch. Gustav Kiepenheuer Verlag, Berlin 2007

Nicht nur für das Altern oder im Krankheitsfall relevant. Hier können Sie die Schwierigkeiten bei anderen Menschen im zwischenmenschlichen Umgang erkennen – und auch bei sich selber. Da war doch mal was mit dem Splitter und dem Balken …

Günter Niklewski, Rose Riecke-Niklewski. Depressionen überwinden. Niemals aufgeben! Stiftung Warentest 2010, 5., überarb. Aufl.

Unabhängige Informationen zu allen Therapieverfahren bei Depressionen. Wendet sich an Betroffene selber, erfordert aber gute Konzentration zum Lesen. Vielleicht etwas zum gemeinsamen Lesen für Betroffene und Angehörige.

Empfehlungen für Informationen aus dem Internet

http://www.deutsche-depressionshilfe.de
Kliniken nach Postleitzahlen, Infomaterial, DVDs etc. Als Nachfolgerin der Web-Seite des vom Bundesministerium für Bildung und Forschung geförderten Kompetenznetz Demenzen ist die Web-Seite frei von einseitigen Informationen und gut verlinkt. Interessant sich auch die Ideen zur Bildung eigener lokaler Selbsthilfegruppen.

http://www.psychotherapiesuche.de
Kontaktdaten psychologischer Psychotherapeuten nach Postleitzahlen; zur Ergänzung anderer Empfehlungen oder Informationen. Meist erfolgt die Kontaktaufnahme über das Hinterlassen einer Nachricht auf einem Anrufbeantworter.

http://www.akdae.de/Arzneimitteltherapie/TE/Archiv/Depression.pdf
Alle Informationen zu Antidepressiva von der Arzneimittelkommission der deutschen Ärzteschaft. Unabhängig, wissenschaftlich, kompakt. Allerdings auch so verständlich wie ein Beipackzettel. Gute Information über pharmakotherapeutische Möglichkeiten für Menschen mit Grundkenntnissen der Arzneimitteltherapie.

http://www.hirnliga.de
Unter dieser Adresse finden sich unter der Überschrift »Früherkennung« die Adressen und Telefonnummern von etwa 100 deutschen Gedächtnissprechstunden nach Postleitzahlen geordnet.